Manuale psychischer Störungen bei Kindern und Jugendlichen

Kai von Klitzing

Reaktive
Bindungsstörungen

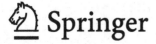 Springer

Professor Dr. med. Kai von Klitzing
Klinik und Poliklinik für Psychiatrie, Psychotherapie
und Psychosomatik des Kindes- und Jugendalters
Universitätsklinikum Leipzig
Liebigstraße 20a
04103 Leipzig

ISBN 978-3-540-68930-0
Springer Medizin Verlag Heidelberg

Bibliografische Information der Deutschen Nationalbibliothek
Die Deutsche Nationalbibliothek verzeichnet diese Publikation in der Deutschen Nationalbibliografie;
detaillierte bibliografische Daten sind im Internet über http://dnb.d-nb.de abrufbar.

Springer Medizin Verlag
springer.de
© Springer Medizin Verlag Heidelberg 2009

Planung: Renate Scheddin
Projektmanagement: Renate Schulz
Lektorat: Volker Drüke, Münster
Design: deblik Berlin
SPIN 12275762
Satz: Crest Premedia Solutions (P) Ltd., Pune, India
Druck: Stürtz GmbH, Würzburg
Gedruckt auf säurefreiem Papier   2126 – 5 4 3 2 1 0

Vorwort

Als reaktive Bindungsstörungen werden charakteristische Auffälligkeiten von Kindern beschrieben, die diese in ihrem Beziehungsverhalten zeigen. Diese Auffälligkeiten entwickeln sich offenbar als Folge länger anhaltender ungünstiger Umgebungsbedingungen, in welchen die Kinder aufgewachsen sind. Dazu gehören Vernachlässigung, Misshandlung und häufiger Wechsel von Bezugspersonen. Mit dieser Art von Störungen sind wir im klinischen kinder- und jugendpsychiatrischen, pädiatrischen, aber auch sozialarbeiterischen und pädagogischen Alltag besonders häufig konfrontiert. Es bedarf eines großen Engagements und eines sehr breit angelegten Behandlungskonzepts, um Kindern mit solchen Störungen gerecht zu werden.

Gemäß der didaktischen Vorgaben dieser Manualreihe geht das vorliegende Buch zunächst von einem geschichtlichen Überblick zur Entwicklung des Störungsbegriffs der reaktiven Bindungsstörung aus. In den nächsten beiden Kapiteln werden die genaue Definition und Klassifikation der Störung und unser Wissen über Ätiologie und Entwicklungspathologie dargelegt. – Kapitel 4 befasst sich ausführlich mit der störungsspezifischen Diagnostik, d. h. dem Vorgehen bei der Abklärung und Identifikation von reaktiven Bindungsstörungen bis hin zu diagnostischen Schritten, welche letztlich die Grundlage für die spätere Therapieplanung darstellen. In – Kapitel 5 mündet all dies in eine differenzialdiagnostische Abwägung und multiaxiale Bewertung ein, und – Kapitel 6 beschäftigt sich mit der Interventions- und Therapieplanung. Dieses Kapitel ist sehr breit gefasst, integriert nicht nur auf den individuellen Fall bezogene psychotherapeutische, pädagogische und sozialpsychiatrische Strategien sowie die Elternarbeit, sondern versucht auch einen Überblick über die so wichtigen Präventionsprogramme in der frühen Kindheit zu geben, die zurzeit in der Erprobungsphase sind. Bei dem Störungsbild der reaktiven Bindungsstörung ist die Schnittstelle zur Jugendhilfe besonders wichtig, so dass diesem Bereich ein eigenes Unterkapitel gewidmet wird (– 6.4). Nicht zuletzt wird auf ethische und sozialpolitische Konsequenzen eingegangen (– 6.6). Das – zugegebenermaßen geringe – Wissen über den Verlauf und die Prognose der Störung wird in – Kapitel 7 zusammengefasst. In – Kapitel 8 wird von den vielen noch offenen wissenschaftlichen Fragen ein Forschungsausblick abgeleitet.

Kai von Klitzing
Leipzig, im Sommer 2009

Inhaltsverzeichnis

Gedanken zu Beginn

Sicherlich stellt es einen großen Fortschritt dar, dass mit der Einführung der diagnostischen Kategorie »Reaktive Bindungsstörung« auf die Bedeutung hingewiesen wird, welche die frühe Kindheit (von der Schwangerschaft bis zu den ersten drei Lebensjahren) für die weitere Entwicklung des Kindes und seine psychische Gesundheit hat. Klinisches, diagnostisches und therapeutisches Erfahrungswissen auf der einen Seite sowie wissenschaftliche Erkenntnisse der Entwicklungsforschung auf der anderen kommen hier wirklich zueinander. Die in den 50er Jahren beginnende Forschung über den Zusammenhang zwischen der mentalen Entwicklung und den frühen Beziehungserfahrungen hat sich in den letzten Jahren explosionsartig erweitert und vertieft. Die Erkenntnis, dass das reifende Gehirn und die sich entwickelnde Psyche gerade in den ersten Lebensjahren bestimmter Beziehungserfahrungen bedarf, hat sich nicht nur in der Wissenschaft, sondern auch in den psychotherapeutischen Schulen, in den sozialarbeiterischen und pädagogischen Berufen und nicht zuletzt in der Politik etabliert.

Ich selbst habe in meiner beruflichen Karriere immer versucht, wissenschaftliche Entwicklungsforschung gerade auf dem Gebiet der frühen Kindheit mit kinderpsychiatrisch-psychotherapeutischer Praxis zu verbinden. Sei es in den Studien über die Frühentwicklung der Vater-Mutter-Kind-Beziehung an der Basler Universität, in meiner Mitarbeit in dem Forschungslabor zur frühen Kindesentwicklung an der University of Colorado oder jetzt in meiner Leipziger Tätigkeit in mehreren Frühinterventionsprojekten – stets war ich von der Einsicht überzeugt, dass wir als Kinderpsychiater und -psychotherapeuten früh intervenieren müssen, und zwar möglichst in den Perioden, in denen die Grundlagen für die Störung gelegt werden. Im Bereich der Bindungsstörungen sind dies klar die Zeit der Schwangerschaft und die der ersten drei Lebensjahre des Kindes.

Die reaktiven Bindungsstörungen gehören sowohl in der ICD-10 als auch im DSM-IV zu den wenigen Störungen, bei welchen eine bestimmte Ätiologie Teil der Definition ist. Eine reaktive Bindungsstörung soll nur diagnostiziert werden, wenn wir sicher sind, dass Mangelerfahrungen in der frühen Kindheit im Wesentlichen zur Entstehung der Störung beigetragen haben.

Es gibt auch wesentliche Nachteile dieses Konzeptes. Eines besteht in der Bezeichnung »Bindungsstörung« selbst. Diese rückt ein ganz bestimmtes Beziehungssystem, nämlich das der Bindung, bei der Entstehung der Störung in den Vordergrund. Dies ist auf der einen Seite berechtigt, weil die Bindungsforschung eines der am besten ausgewiesenen und empirisch fundiertesten Modelle in der gesamten Entwicklungspsychologie ist. Aber andere Konzepte und Beziehungssysteme wie beispielsweise die Mehrpersonen-Psychologie, die Erforschung der triadischen (Vater-Mutter-Kind) Beziehung sowie neuere Erkenntnisse zur Bedeutung der Intersubjektivität für die Gehirnentwicklung werden durch diese Bezeichnungen ausgegliedert. Bindung ist eben ein für die Entwicklung relevantes Beziehungssystem, ein zugegebenermaßen sehr wichtiges, aber nicht das einzige. Wenn wir von pathogener Fürsorge als Ursache für die Entwicklung von Bindungsstörungen sprechen, so können andere Formen von Beziehungsfehlentwicklungen ebenso eine Rolle spielen, werden aber im Konzept der Bindungsstörung wenig berücksichtigt.

Ein weiteres Problem ist, dass man mit dem Modell der Bindungsstörungen nur auf wenige systematische empirische Forschung zurückgreifen kann. Es ist zwar alltagsevident und wenig bestritten, dass schwere Vernachlässigung erhebliche psychoemotionale Folgen für das Kind hat. Wie aber genau die ätiologischen Pfade von der psychoemotionalen Deprivation hin zu einem spezifischen Störungsbild oder eben auch zu anderen Störungsbildern führen und welchen Einfluss andere Aspekte der Entwicklung wie beispielsweise Temperament, genetische Veranlagung, biologische Einflussgrößen haben, ist wenig erforscht. Auch ist der Bereich der Resilienz, d. h. der individuellen Fähigkeit, sich auch unter ganz schlechten Umweltbedingungen doch recht gesund zu entwickeln, kaum wissenschaftlich erforscht. Die wenigen Längsschnittstudien zu diesem Thema gehen vor allem von Kindern aus, die in Institutionen Vernachlässigung erfahren haben. Die klinische Realität in unseren Breitengraden ist jedoch vielmehr, dass Kinder intrafamilial depriviert werden – aufgrund von psychischen Störungen der Eltern, psychosozialer Not oder anderen negativen Einflussfaktoren. Über die langfristige Entwicklung dieser Kinder gibt es praktisch keine prospektiven Longitudinalstudien. Das liegt natürlich auch daran, dass solche Studien sehr schwer durchzuführen sind, weil vernachlässigende Familien über eine sehr geringe Verbindlichkeit verfügen und daher auch in einem Forschungskontext schwer einzubinden sind.

Dieser Mangel an empirischer Grundlage ist natürlich eine gewisse Hypothek für solch ein Buch. Beim Schreiben dieses Buchs ist mir aber auch klar geworden, auf welch unsicherem Grund wir mit unserem Wissen und unseren Kenntnissen über das, was wir Bindungsstörungen nennen, stehen. Hätte ich einzig über das Wissen über reaktive Bindungsstörungen berichtet, welches empirisch mit hohem Evidenzgrad abgesichert ist, hätte ich ein sehr kurzes Buch schreiben müssen. Andererseits ist es aber auch wichtig, den klinisch tätigen Berufsgruppen Strategien, Konzepte und Überlegungen an die Hand zu geben, wie man mit bindungsgestörten Kindern umgeht. Hierüber gibt es ein großes Expertenwissen, weil in unserem klinischen Alltag diese Art von Störung eben eine

solch große Rolle spielt. Ich habe mich also bemüht, möglichst viele konkrete Vorgehensweisen vorzuschlagen und anhand von Fallbeispielen zu erläutern. Dabei ist gerade die Arbeit mit bindungsgestörten Kindern nicht immer etwas, was eindeutigen Leitlinien folgen kann; die Situation dieser Kinder, ihre Beziehungserfahrungen, aber auch ihre inneren Einstellungen und Erlebensweisen sind so individuell, dass man mit jedem Kind wieder einen neuen Weg finden muss.

Fast alle Therapien auf unserem Feld bauen auf eine gute Beziehung von uns als Diagnostikern und Therapeuten mit dem Kind auf. Deshalb haben wir es schwer, weil ja gerade bindungsgestörte Kinder keine guten Beziehungserfahrungen gemacht haben. Als Folge davon möchten sie mit uns eigentlich keine Beziehung eingehen, legen keine Hoffnung in eine heilsame Beziehung oder machen sich im Gegenteil übergroße Hoffnungen, die immer wieder enttäuscht werden. Da es in diesem Dilemma oft schwierig zu arbeiten ist, lege ich in diesem Buch bei der Besprechung therapeutischer Vorgehensweisen auch ein besonderes Gewicht auf die eigene subjektive Resonanz der Therapeuten, in welcher sich regelmäßig bestimmte »Gegenübertragungsreaktionen« zeigen.

Ich würde mich freuen, wenn das vorliegende Buch nicht nur eine Hilfestellung für den klinischen Alltag darstellt, sondern auch unser Interesse an den reaktiven Bindungsstörungen und unsere Diskussion über kontroverse Themen und noch offene Fragen vertieft. Dieses wäre eine Basis dafür, dass sich mehr Kliniker und Forscher der Mühsal einer systematischen wissenschaftlichen Auseinandersetzung mit diesem Störungsbild und ihren Ursachen öffnen würden.

Ein Blick zurück: Geschichte der Störung

Pioniere der Entwicklungsforschung beschäftigten sich bereits in den 50er Jahren des 20. Jahrhunderts mit den Folgen, die psychoemotionale Deprivationserfahrungen während der ersten Lebensjahre für die weitere Entwicklung des Kindes haben. Der Psychoanalytiker René Spitz war einer der ersten, die sich in empirischen Untersuchungen mit den Folgen einer gestörten Mutter-Kind-Beziehung oder einem Aufwachsen in durch inkonsistente Betreuungssysteme charakterisierten Säuglingsheimen beschäftigten. Ein erheblicher Mangel an konstanter emotionaler Zuwendung führt gemäß Spitz zu schwerwiegenden Symptomen einer anaklitischen Depression oder – bei langer Dauer – zu psychogenem Hospitalismus (Spitz 1945). Die damals aufkommende Filmtechnik ermöglichte es, solche schweren Deprivationserscheinungen auch visuell zu dokumentieren. So zeigten beispielsweise die Eheleute Robertson in London in ihrem klassischen Film »John« die anaklitische Depression eines bis dahin gesunden 18-monatigen Jungen, der vorübergehend in einem durch ein diskontinuierliches Betreuungssystem geprägten Säuglingsheim untergebracht worden war.

Anaklitisch sind René Spitz zufolge Depressionen, in deren Rahmen die Libido sich an den Selbsterhaltungstrieb »anlehnt«, weil es in ihrem Verlauf um das psychische Überleben des Subjekts geht.

Definition

Unter **anaklitischer Depression** versteht man eine tiefgreifende affektive Beeinträchtigung des Säuglings und Kleinkindes, meist als Reaktion auf schwerwiegende Trennungserlebnisse, welche durch die Phasen anhaltendes Weinen, Schreien (Protest), Rückzug und schließlich Resignation mit Vitalitätsverlust gekennzeichnet ist.

Goldfarb (1943, 1945, 1954) beschrieb typische Verhaltensweisen von deprivierten Kindern in Institutionen in der Weise, dass sie konstant auf der Suche nach Zuwendung seien, der dauernden Liebesbeweise bedurften, jedoch ihre Zuwendung unselektiert verteilten und jederzeit mit Fremden mitgingen. John Bowlby aus der Abteilung für Kinderpsychotherapie der Londoner Tavistock Clinic veröffentlichte 1951 eine klassische, von der WHO in Auftrag gegebene Studie über den Zusammenhang zwischen mütterlicher Pflege und seelischer Gesundheit (Bowlby 1958). Nicht zuletzt unter dem Einfluss dieser gut dokumentierten Beobachtungen wendeten sich in der damaligen Zeit einige führende Psychoanalytiker – vor allem aus dem angelsächsischen Sprachraum – der Beziehung des Subjekts (»Selbst«) zum Gegenüber (»Objekt«) zu und legten die Grundlage für die **Objektbeziehungstheorie** (Fairbairn 1944; O. Kernberg 1976; Mahler 1975; Winnicott 1953). Sie alle beschäftigten sich mit der Verbindung zwischen frühesten Beziehungserfahrungen des Kleinkindes mit der späteren Entwicklung psychopathologischer Phänomene wie narzisstischen Störungen, Borderline-Störungen etc. Dabei entwickelte sich eine Kontroverse darüber, ob die reale äußere Beziehung, beispielsweise zum Mutterobjekt, oder die Beziehung zu den in der Persönlichkeit des Kindes sich heranbildenden phantasmatischen inneren Objekten für die Entwicklung entscheidender seien (Klein 1926).

1.1 Bowlbys Bindungstheorie

Der britische Arzt, Kinderpsychiater und Psychoanalytiker John Bowlby (1907–1990) stellte sich zur Aufgabe, eine wissenschaftliche Basis für den psychoanalytischen Ansatz der Objektbeziehungstheorie zu erstellen und psychoanalytische Annahmen empirisch überprüfbar zu machen. 1958 stellte er in seiner Arbeit »The nature of the child's tie to his mother« die These auf, dass es ein biologisch angelegtes System der **Bindung** gibt, das für die Entwicklung der emotionalen Beziehung zwischen Mutter und Kind verantwortlich ist. Neben psychoanalytischen Überlegungen integrierte Bowlby Erkenntnisse der Evolutionstheorie, der ethologischen Forschung sowie Beobachtungen an Rhesusaffen (Hinde 1974).

Definition

Bowlby (1958) definierte **Bindungsverhalten** als angeborenes Instinktmuster, das wesentlich biologisch fundierte Reaktionssysteme wie Saugen, Weinen, Lächeln, Anklammern, Nachfolgen bzw. Suchen beinhaltet (▶ Kap. 2).

Beim menschlichen Bindungsverhalten, welches vor allem in der Mutter-Säugling-Beziehung beobachtbar ist, handelt es sich aus seiner Sicht letztlich um ein phylogenetisch entstandenes Instinktverhalten:

» Eine Ansicht, die ich schon einmal vorgebracht habe, ist, dass die Funktion von Bindungsverhalten das Schützen und Beschützt-Werden vor Raubtieren ist. « (Bowlby 1975, S. 212)

Zum Bindungssystem gehört auch das mütterliche Bindungsverhalten, das »mit der Reduzierung der Entfernung zwischen Kind und Mutter und der Aufrechterhaltung eines engen physischen Kontaktes zum Kind beschäftigt ist« (ebd., S. 225) Das Bindungsverhalten ist zwar vor allem im ersten Lebensjahr zu beobachten, kann aber während des ganzen Lebens wieder aktiviert werden, wenn Gefahr droht (Krankheit, Unfälle etc.). Die Art und Weise wie sich das Bindungsverhalten äußert, richtet sich nach so genannten **Arbeitsmodellen**, die in den ersten Lebensjahren ausgebildet werden, im Laufe der Zeit aber dauernd korrigierbar und modifizierbar sind. Diese Arbeitsmodelle, die Bowlby selbst mit den »inneren Welten« der traditionellen psychoanalytischen Lehre verglich, entsprechen »kognitiven Landkarten der Umwelt (…), über die ein Tier verfügen muss, wenn es ein gesetztes Ziel erreichen will, das eine Standortveränderung verlangt« (Bowlby 1969, S. 85).

Die kanadische Psychologin M. Ainsworth, die über mehrere Jahre an der Londoner Tavistock Clinic zusammen mit Bowlby arbeitete, entwickelte zusammen mit ihren Kollegen Ende der 60er Jahre eine standardisierte Situation (»Fremde Situation«), in der 1-jährigen Säuglingen mit fremden Situationen, Personen und kurzen Trennungen von ihren Eltern konfrontiert werden (Ainsworth et al. 1978):

Die Mutter (oder der Vater) wird mit dem 1-jährigen Kind in den Versuchsraum geführt. Zu Ainsworths Zeiten wurden die Interaktionen durch eine Einwegscheibe von mehreren Beobachtern beobachtet und detailliert protokolliert. Heutzutage ist die Aufzeichnung auf Video durch an verschiedenen Stellen im Raum postierte Kameras Standard (◘ Abb. 1.1 und Abb. 1.2). In der Mitte des Raums findet sich ein Set von Spielsachen, die dem Kind unbekannt ist. Die Mutter wird vom Versuchsleiter angehalten, sich in Bezug auf das Kind möglichst so zu verhalten, wie sie das auch im Alltag tut. Meistens spielen die Kinder relativ rasch mit dem neuen Spielzeug, und die Mutter kann sich auf den Stuhl setzen und beispielsweise Zeitung lesen. Nach einer Weile kommt eine fremde Person in den Raum und setzt sich der Mutter gegenüber. In einigen Fällen löst das Erscheinen der fremden Person ein erstes Bindungsverhalten beim Kind aus, indem es nämlich sein Spiel unterbricht, vorübergehend wieder die Nähe zur oder den Augenkontakt mit der Mutter sucht. Die meisten Kinder können dann aber wieder in Ruhe weiterspielen. Nach drei Minuten verlässt die Mutter dann den Raum und lässt das Kind mit der fremden Person allein zurück, kann aber ihr Kind durch den Einwegspiegel weiterhin beobachten. Die Mutter wird angehalten, drei Minuten abwesend zu

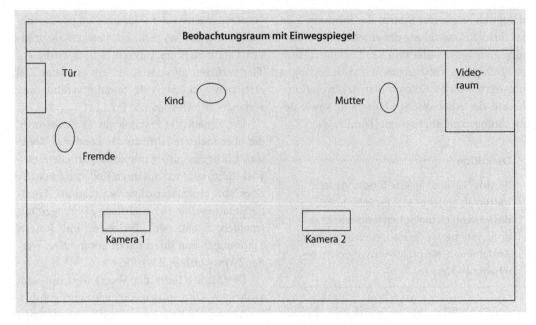

Abb. 1.1. Untersuchungssetting in der Fremden Situation nach Ainsworth

bleiben – es sei denn, das Kind zeigt sich zu gestresst; dann kann diese Phase auch vorzeitig abgebrochen werden. Die Anweisung an die fremde Person geht dahin, dass sie das Kind nun mit möglichst geringer Intervention dazu bringen sollte, weiterzuspielen. Die fremde Person soll versuchen, das Kind, wenn es von der Abwesenheit der Mutter gestresst ist, zu beruhigen und zu trösten. Notfalls soll sie auch Körperkontakt suchen, aber nur gerade so viel, wie es nötig ist, dass das Kind weiterspielen kann. Nach spätestens drei Minuten kommt dann die Mutter in den Raum zurück und soll sich dem Kind gegenüber möglichst natürlich verhalten, es also – wenn nötig – trösten. Hat sich das Kind wieder beruhigt und spielt weiter, so sollen die fremde Person und die Mutter gleichzeitig den Raum verlassen und das Kind für längstens drei Minuten alleine zurücklassen. Auch hier gilt, dass die Mutter, die das Kind durch die Einwegscheibe beobachtet, auch diese Abwesenheitsphase vorzeitig beenden kann, wenn das Kind zu sehr gestresst ist. Nach spätestens drei Minuten kehrt dann zunächst die

fremde Person zurück und versucht, das Kind – wenn nötig – zu trösten und wieder zum Spiel zu motivieren. Nach weiteren drei Minuten kehrt dann die Mutter zum Kind zurück, wohingegen die fremde Person den Raum verlässt.

Anhand detaillierten Beobachtungen an 80 Kindern im Rahmen der klassischen Baltimore-Studie (Ainsworth et al. 1978) wurden typische Muster des Bindungsverhalten identifiziert (Tab. 1.1): die »sichere Bindung« (B-Typ), die »unsicher-vermeidende Bindung« (A-Typ) und die »unsicher-ambivalente Bindung« (C-Typ). Später wurde noch ein vierter Bindungstyp beschrieben, die »desorganisierte Bindung« (D-Typ).

Die Identifizierung und genaue Beschreibung dieser Bindungsmuster sowie ihre genaue empirische Überprüfung bildeten die Ausgangspunkte einer jahrelangen fruchtbaren Forschungstätigkeit vieler Wissenschaftler, die die Bedeutung der Bindung für viele Aspekte der seelischen Gesundheit im Kindesalter zum Gegenstand hatte. Es wurde aber auch aufgezeigt, dass die

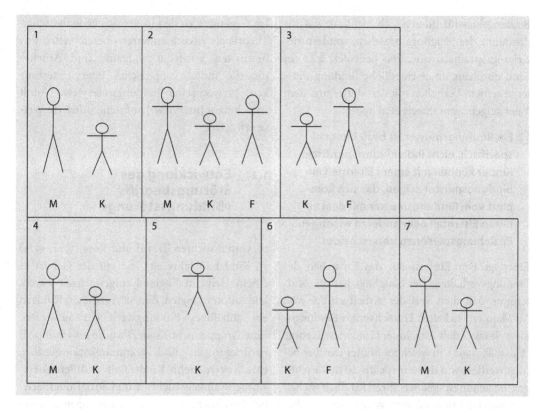

■ **Abb. 1.2.** Versuchsablauf der Fremden Situation nach Ainsworth: Episoden 1 bis 7 (M = Mutter; K = Kind; F = Fremde)

■ **Tabelle 1.1** Bindungsmuster in der Fremden Situation nach Ainsworth

Bindungstyp	Bindungsmuster	Verhalten des Kindes
Sicher		
Typ B	Sichere Bindung	Sucht Nähe zur Mutter Lässt sich von Mutter eher trösten als von der Fremden Mutter als sichere Basis für Exploration
Unsicher		
Typ A	Unsicher-vermeidende Bindung	Zeigt keine deutliche Trennungsreaktion Ignoriert Mutter bei Rückkehr Vermeidet Nähe und Körperkontakt
Typ C	Unsicher-ambivalente Bindung	Ist sehr ängstlich Zeigt starke Trennungsreaktion Ist bei der Rückkehr von der Mutter kaum zu beruhigen Zeigt ambivalentes Verhalten
Typ D	Desorganisierte Bindung	Starre, stereotype oder anderweitig stark auffällige Verhaltensweisen

Bindungsklassifikationen sich nicht auf das Individuum des Säuglings beziehen, sondern beziehungsspezifisch sind. Das bedeutet, dass ein Kind durchaus unterschiedliche Bindungsmuster in seinem Verhalten mit der Mutter und dem Vater zeigen kann (Steele et al. 1996).

> ❗ Ein Bindungsmuster ist beziehungsspezifisch, nicht individuumsspezifisch. Kinder können mit einem Elternteil ein Bindungsmuster zeigen, das sich komplett vom Bindungsmuster mit dem anderen Elternteil oder anderen wichtigen Beziehungspersonen unterscheidet.

Einen großen Einfluss auf das Entstehen des Bindungsverhaltens des Säuglings hat die Mutterfigur. Mit dem von der Arbeitsgruppe von M. Main entwickelten **Erwachsenen-Bindungsinterviews** (Adult Attachment Interview, George et al. 1985–1996), in welchem Mütter darüber befragt werden, wie sie retrospektiv zu den wichtigen Beziehungspersonen ihrer Kindheit stehen und welche Erinnerungen sie an typische Beziehungsepisoden haben, lassen sich nach Ansicht der Autoren Rückschlüsse auf die eigenen Bindungserfahrungen der Mütter ziehen. So lasse sich vorhersagen, welches Bindungsverhalten ihre Kinder entwickeln werden. Diese Entwicklung hin zu der Ebene der Repräsentationen (Bretherton 1985) war der Ausgangspunkt zu einer intensiven Forschung über den Zusammenhang zwischen beobachtbarem Verhalten von Säuglingen im Umgang mit ihren Müttern und psychischen »Arbeitsmodellen« der Elternfiguren oder später auch der Kinder.

Definition

Arbeitsmodelle sind mentale Repräsentationen der Beziehung zu den wichtigen Bezugspersonen in der eigenen Kindheit. Sie ermöglichen bis zu einem gewissen Ausmaß auch die Vorhersage zukünftigen Erlebens und werden somit zum Prototyp für die Bildung späterer Beziehungen.

Im Gegensatz zu den in der psychoanalytischen Theorie als »Repräsentanzen« bezeichneten unbewussten Vorstellungsinhalten sind Arbeitsmodelle mittels empirischer Interviewtechniken (Erwachsenen-Bindungsinterview [Adult Attachment Interview]) auf standardisierte Weise erfragbar.

1.2   Entwicklung des Störungsbegriffs »Bindungsstörung«

1975 untersuchten Tizard und Rees (1974, 1975) 26 Kinder (4 Jahre alt), die seit der Geburt in einem Heim in England aufgewachsen waren. Die Autoren zeigten, dass 18 von diesen Kindern ein auffälliges Bindungsverhalten aufwiesen. Eine Gruppe (acht Kinder) wurde als emotional zurückgezogen und kommunikationsgestört, eine weitere (zehn Kinder) als undifferenziert-aufmerksamkeitssuchend und sozial oberflächlich beschrieben. Diese Beobachtungen und die Unterscheidung dieser beiden Gruppen stellten den Ausgangspunkt für die erstmalig im DSM-III beschriebenen Krankheitseinheit »reaktive Bindungsstörung« dar. Diese Störungseinheit fand mit Veränderungen Eingang in die heutigen Klassifikationen ICD-10 und DSM-IV. Auch die eigens für die Altersstufe 0–3 Jahre von der amerikanischen Organisation Zero to Three (DC: 0–3) im Jahre 1994 publizierte diagnostische Klassifikation schloss die Kategorie »reaktive Bindungsstörung/Misshandlungsstörung in der frühen Kindheit« ein. Dabei wurden mit dieser Diagnose auf der einen Seite schwerwiegende **Misshandlungen** oder **Vernachlässigungen**, auf der anderen Schwierigkeiten in der kindlichen Beziehungsgestaltung mit wichtigen Beziehungspersonen umfasst. In der neuesten Revision dieses Klassifikationssystems, dem DC: 0–3 R, wird die Bezeichnung »reaktive Beziehungsstörung« aufgegeben, weil die Autoren eine Verwechslung zwischen den in der Fremden Situation erfassten Bindungsmustern, welche letztlich Ausprägungen normalen Verhaltens darstellen, und der Bindungsstörung als diagnostischer Bezeichnung für ein pathologisches Phänomen befürchten. Die neue klassifikatorische Kategorie von DC: 0–3 R heißt nun »Deprivations-/Misshandlungsstörung« und basiert auf den Arbeiten von Boris et al. (2004), die wahrscheinlich auch in kommenden DSM-Versionen einfließen werden.

❗ Es gibt Überlegungen, den Begriff »Bindungsstörung« als diagnostische Entität wieder aufzugeben, weil dieser Begriff die Gefahr der Verwechslung mit dem Begriff »Bindungsmuster« in sich birgt. Bindungsmuster sind Normvarianten im beobachtbaren Eltern-Säugling-Interaktionsverhalten in der standardisierten Fremden Situation am Ende des ersten Lebensjahres.

Worum es geht:
Definition und Klassifikation

2.1   Definitionen

Der Begriff »Bindungsstörung« wird in der Literatur sehr unterschiedlich gebraucht. Die meisten empirischen Arbeiten beziehen sich auf die Störungsdefinition, wie sie in den diagnostischen Klassifikationssystemen DSM-IV und ICD-10 festgelegt werden (American Academy of Child and Adolescent Psychiatry 2005). Andere Autoren dagegen verstehen unter einer Bindungsstörung alle möglichen psychopathologischen Symptommuster und psychische Störungsbilder, für deren Entwicklung das Vorhandensein unsicherer Bindungsmuster am Ende des ersten Lebensjahres ein bewiesenes oder hypothetisiertes Risiko darstellt. Brisch (1999) subsumiert unter dem Begriff »Bindungsstörung« einen weiten Bereich von Verhaltens- und Störungsmustern, für deren Entstehen unsichere Bindungsmuster ein Risiko darstellen, wie beispielsweise die Abwesenheit von Bindungsverhalten, undifferenziertes Bindungsverhalten, übersteigertes Bindungsverhalten, gehemmtes Bindungsverhalten, aggressives Bindungsverhalten, Bindungsverhalten mit Rollenumkehr und psychosomatischer Symptomatik.

Um einer definitorischen Verwirrung vorzubeugen, sprechen wir im vorliegenden Band dagegen von »reaktiver Bindungsstörung« im Sinne der diagnostischen Klassifikationen nach ICD-10 und DSM-IV. Bei den am Ende des ersten Lebensjahres zu beobachtenden Interaktionsweisen von Kindern mit ihren primären Bezugspersonen (in der Fremden Situation) sprechen wir von Bindungsmustern. Dieser Begriff umschreibt interpersonale Interaktionscharakteristika, welche insbesondere bei desorganisiertem Bindungsverhalten auch als »gestörte Bindungsmuster« bezeichnet werden können. Bei anderen Symptomgruppen und psychischen Störungen, welche nicht den Beschreibungen der reaktiven Bindungsstörung entsprechen, aber trotzdem durch ungünstige Beziehungs- und Umgebungsfaktoren zumindest mit verursacht sein können,

sprechen wir von »durch pathogene Fürsorge mitverursachten psychischen Störungen«. Für das weitere Verständnis wichtig sind die in der Übersicht definierten Begriffe.

Reaktive Bindungsstörung: Wichtige Begriffe

— Unter **Bindung** verstehen wir eine Disposition und Organisation von Kindern in den ersten Lebensjahren, die darauf ausgerichtet ist, körperliche Nähe zu Eltern oder spezifische Eltern-Ersatzpersonen zu suchen, um von diesen in potenziellen Stresssituationen Trost, Unterstützung, Pflege und Schutz zu erhalten. Ein erstes typisches Zeichen von Bindungsverhalten in der Entwicklung ist das Fremdeln am Ende des ersten Lebensjahres im Zusammenhang mit Trennungsangst und Angst vor unvertrauten Personen.

— **Bindungsmuster** sind beziehungsspezifisch und nicht intrapsychische Eigenschaften (traits) in dem Sinne, dass die Bindungsmuster eines Kindes sich zwischen verschiedenen Beziehungen zu verschiedenen Elternfiguren unterscheiden können.

— Unter **pathogener Fürsorge** versteht man eine Missachtung der grundlegenden emotionalen und/oder körperlichen Bedürfnisse und/oder wiederholte nicht entwicklungsangemessene Wechsel der wichtigen Bezugspersonen des Kindes.

— Die **reaktive Bindungsstörung** selbst bezeichnet eine in den meisten Lebensbereichen deutlich gestörte und dem Entwicklungsstand des Kindes nicht entsprechende soziale Beziehungsfunktion. Die Störung beginnt vor dem fünften Lebensjahr, ist verbunden mit Merkmalen pathogener Fürsorge und wahrscheinlich verursacht durch diese.

Die Beziehung zwischen Bindungsmustern in der Fremden Situation und der reaktiven Bindungsstörung ist nicht klar (O'Connor et al. 1999, 2000a). Unsichere Bindungsformen können Risikofaktoren, sichere Bindungsformen Schutzfaktoren für die Entwicklung psychischer Krankheiten sein. Nur das desorganisierte Bindungsmuster scheint eine evidente Verbindung zur Psychopathologie zu haben, wobei alle Arten von Störungen (nicht nur reaktive Bindungsstörungen) aus desorganisierten Bindungsmustern erwachsen können. So sagen desorganisierte Bindungsmuster in der frühen Kindheit z. B. das Auftreten von Externalisierungssymptomen mit einer Effektstärke von 0,29 voraus (van IJzendoorn et al. 1999). Die Verbindung zwischen desorganisierten Bindungsverhalten in der frühen Kindheit und pathologischen Symptomen im weiteren Verlauf sind nicht spezifisch, weil auch andere Symptome wie beispielsweise dissoziative Störungen oder Internalisierungsstörung mit desorganisiertem Bindungsmuster in Verbindung gebracht werden. In dem Bukarest-Frühinterventionsprojekt (BEIP) fanden sich bei institutionalisierten Kindern keine konsistenten Korrelationen zwischen anhand der Fremden Situation klassifizierten Bindungsmustern und klaren Symptomen der reaktiven Bindungsstörung (Zeanah et al. 2003)

> ❗ Bindungsmuster, die am Ende des ersten Lebensjahres in der Fremden Situation beobachtet werden, stellen weder klinische Diagnosen noch Indikatoren für Psychopathologie dar.

Anders als bei den meisten in ICD-10 und DSM-IV definierten Störungsbildern steht bei der Bindungsstörung die Ätiologie im Mittelpunkt der Definition, also die Tatsache, dass sich die Störung reaktiv auf pathologische Fürsorgemerkmale entwickelt. Die Beschreibung der gestörten sozialen Beziehungsfunktionen ist in den beiden Untergruppen, die sich vor allem durch gehemmte und ungehemmte Verhaltensmerkmale bilden, sehr unterschiedlich. Ein Merkmal der Störungsdefinition ist auch, dass die Störung vor dem fünften Lebensjahr begonnen haben muss. Es wird aber in den Klassifikationssystemen nichts darüber ausgesagt, bis in welches Alter hinein die Störungen noch diagnostiziert werden kann. Minnis et al. (2006, 2007) fanden jedoch in einer Untersuchung an einer großen Stichprobe aus einer nichtklinischen Population, dass die für Bindungsstörungen typischen Symptommuster auch bei Schulkindern im Alter von 7 bis 9 Jahren zu identifizieren waren.

Auch die im Kern der Störungsdefinition beschriebenen **pathologischen Fürsorgemerkmale** im Sinne inadäquaten sozialen Beziehungen sind zu unterscheiden von den klassischen Bindungsmustern, wie sie in der Fremden Situation nach Ainsworth identifiziert werden. Die Ainsworth-Bindungstypen A und C werden zwar als unsichere Bindungen definiert, stellen aber keine pathologischen Merkmale eines Kindes dar, sondern sind vielmehr Normvarianten. Der Bindungstypus D (»desorganisierte Bindung«) kann noch am ehesten als ein beginnendes pathologisches Bindungsverhalten beschrieben werden, doch besteht auch hierbei keine eindeutige Verbindung zu der als reaktive Bindungsstörung bezeichneten Störungsgruppe.

2.2 Untergruppen und deren Leitsymptome

2.2.1 Leitsymptome nach ICD-10

Die ICD-10 (Remschmidt et al. 2006) gruppiert die reaktiven Bindungsstörungen unter F 94 (»Störungen sozialer Funktionen mit Beginn in der Kindheit und Jugend«). Dabei unterscheidet die Klassifikation zwischen der »reaktiven Bindungsstörung des Kindesalters« (F 94.1) und der »Bindungsstörung des Kindesalters mit Enthemmung« (F 94.2).

Die reaktive Bindungsstörung des Kindesalters (F 94.1) tritt bei Kleinkindern und jungen Kindern auf und ist durch anhaltende Auffälligkeiten im Muster der sozialen Beziehungen des Kindes charakterisiert.

Diagnostische Kriterien der reaktiven Bindungsstörung des Kindesalters (F 94.1)

- Beginn vor dem fünften Lebensjahr
- deutlich widersprüchliche oder ambivalente soziale Reaktionen in verschiedenen sozialen Situationen (mit Variationen von Beziehung zu Beziehung)
- emotionale Störung mit Verlust emotionaler Ansprechbarkeit, sozialem Rückzug, mit aggressiven Reaktionen auf eigenes Unglücklichsein oder das anderer und/oder ängstliche Überempfindlichkeit
- Nachweis, dass soziale Gegenseitigkeit und Ansprechbarkeit möglich ist, und zwar durch Elemente normalen Bezogenseins in der Interaktion mit gesunden Erwachsenen
- Nicht-Erfüllung der Kriterien für eine tiefgreifende Entwicklungsstörung (F 84)

Bei der Bindungsstörung des Kindesalters mit Enthemmung (F 94.2) handelt es sich laut ICD-10 um ein besonderes Muster abnormer sozialer Funktionen, welches während der ersten fünf Lebensjahre auftritt – mit einer Tendenz, zu persistieren, trotz deutlicher Änderung in den Milieubedingungen.

Diagnostische Kriterien der Bindungsstörung des Kindesalters mit Enthemmung (F 94.2) nach ICD-10

a. Diffuse Bindungen als ein anhaltendes Merkmal während der ersten fünf Lebensjahre (nicht notwendigerweise bis
▼

---

in die mittlere Kindheit andauernd). Die Diagnose fordert ein relatives Fehlen selektiver sozialer Bindungen mit

1. der normalen Tendenz, beim Unglücklichsein Trost bei anderen zu suchen,
2. abnormer (relativer) Wahllosigkeit bei der Auswahl der Personen, bei denen Trost gesucht wird.

b. Wenig modulierte soziale Interaktionen mit unvertrauten Personen.
c. Die Diagnose erfordert mindestens eines der folgenden Merkmale:
   - allgemeines Anklammerungsverhalten in der Kindheit,
   - aufmerksamkeitsheischendes und unterschiedsloses freundliches Verhalten in der frühen oder mittleren Kindheit.
d. Eindeutig keine Situationsspezifität der oben angegebenen Merkmale.

Die Diagnose fordert, dass sich die beiden Merkmale a. und b. in einem großen Bereich des sozialen Umfeldes des Kindes manifestieren.

2.2.2 Leitsymptome nach DSM-IV

Nach DSM-IV werden zwei Subtypen der reaktiven Bindungsstörung unterschieden (Saß et al. 1996):

- Beim **gehemmten Typus** (ICD-10: F 94.1 – reaktive Bindungsstörung des Kindesalters) besteht die vorherrschende Störung der sozialen Beziehung in einer andauernden Unfähigkeit, soziale Kontakte auf eine der Entwicklungsstufen angemessene Weise anzuknüpfen oder auf sie zu reagieren.
- Beim **ungehemmten Typus** (ICD-10: F 94.2 – Bindungsstörung des Kindesalters

mit Enthemmung) besteht die Störung der sozialen Beziehung in der unkritischen und undifferenzierenden Auswahl der Bezugsperson.

Die Kinder mit dem gehemmten Typ einer Bindungsstörung unterscheiden bezüglich ihres Verhaltens sehr stark von Kindern mit einem enthemmten Typ dieser Störung. Die Hemmung und emotionale Zurückgezogenheit führen leicht dazu, dass man diese Kinder übersieht. Dagegen fallen die Kinder mit enthemmten Bindungsstörungen durch ihr Verhalten rasch auf. Trotzdem wird davon ausgegangen, dass beide Formen Untergruppen eines doch gemeinsamen oder übereinstimmenden Krankheitsbildes darstellen, weil es sich bei diesen unterschiedlichen Verhaltensweisen um unterschiedliche Formen von Reaktionen auf eine möglicherweise gleiche Noxe im Sinne einer pathogenen Fürsorge handelt. In ❏ Tab. 2.1 werden Ähnlichkeiten und Unterschiede zwischen den beiden Unterformen zusammengefasst.

Sowohl der gehemmte als auch der enthemmte Typus der Bindungsstörung gehen ätiologisch höchstwahrscheinlich auf längere Phasen der Entwicklung zurück, in welchem das Kind psychoemotional erheblich vernachlässigt oder anderen Formen pathogener Fürsorge ausgesetzt war. Auch bei Kindern, welche körperlich misshandelt oder sexuell missbraucht wurden, kommen beide Formen der Bindungsstörungen häufig vor. Kinder, die ihre ersten Lebensmonate oder -jahre in einer Heiminstitution aufgewachsen sind, können ebenfalls beide Formen von Bindungsstörungen aufweisen. Interessanterweise hat sich aber in den Adoptionsstudien gezeigt, dass sich bei in Institutionen aufgewachsenen Kindern, die in angemessene Pflege- oder Adoptivfamilien verbracht worden waren, einige Zeit nach dem Wechsel praktisch keinerlei Zeichen von Gehemmtheit und emotionaler Zurückgezogenheit finden ließen. Dagegen weist eine substanzielle Minderheit solcher kleinen Kinder

enthemmtes und unselektiv beziehungssuchendes Verhalten im Sinne einer reaktiven Bindungsstörung des enthemmten Typus auf – auch wenn sie über lange Zeit in der neuen Familie gut betreut wurden und durchaus auch gute Bindungen zu ihren Pflege- oder Adoptiveltern entwickelt haben. Hieraus kann geschlossen werden, dass andere Faktoren als eine quantitative und/oder qualitative pathogene Fürsorge dafür verantwortlich sein müssen, ob ein Kind überhaupt eine Bindungsstörung entwickelt – und wenn ja, eine Bindungsstörung des enthemmten oder des gehemmten Typus.

Das Ausmaß einer gehemmten Verhaltensweise korreliert eindeutig mit der Qualität der Fürsorge, wohingegen eine solche klare Assoziation bei den enthemmten Bindungsstörungen nicht zu finden ist. Führt man mit den Kindern und ihren neuen Bezugspersonen standardisierte oder altersangepasste Fremde Situationen durch, so findet man bei Kindern mit der gehemmten Bindungsstörung deutlich auffällige Bindungsmuster, wogegen eine solche Assoziation zwischen Bindungsstörung und Bindungsmustern bei Kindern mit enthemmtem Störungsbild nicht so eindeutig vorliegt.

Aus all den Befunden kann man schließen, dass es bei der gehemmten Störungsform keinen Hinweis auf eine kritische Periode in dem Sinne gibt, dass Kinder, die bis zu einem bestimmten Alter oder zu einer bestimmten Dauer in ungünstigen Fürsorgebedingungen gelebt haben, irreversibel eine solche Störung entwickeln. Vielmehr bilden sich auch im späteren Alter unter veränderten Lebensbedingungen die Symptome einer gehemmten Bindungsstörung meist gut wieder zurück. Dagegen scheint es so zu sein, dass es für die Entstehung des enthemmten Typus der Bindungsstörung durchaus kritische Perioden gibt: Wenn ein Kind eine bestimmte Zeitspanne lang einer pathogenen Fürsorge ausgesetzt war und wenn es dazu noch ein bestimmtes Alter überschritten hat, führt der Wechsel in eine bessere und konstantere Beziehungssituation nicht un-

▣ Tabelle 2.1 Ähnlichkeiten und Unterschiede zwischen den beiden Typen der reaktiven Bindungsstörung. (Mod. nach Zeanah u. Smyke 2008)

	Typ der Bindungsstörung	
	Gehemmt, emotional zurückgezogen	Enthemmt, unselektiv beziehungssuchend
Ätiologie	Ätiologisch mit sozialer Deprivation und Vernachlässigung verbunden	Ätiologisch mit sozialer Deprivation und Vernachlässigung verbunden (aber möglicherweise auch mit einer biologischen Komponente)
Misshandelte Kinder	Häufiges Vorkommen bei misshandelten Kindern	Häufiges Vorkommen bei misshandelten Kindern
Kinder, die in Heiminstitutionen aufgewachsen sind	Kommt bei manchen Kindern vor, die in Institutionen aufgewachsen sind	Kommt bei manchen Kindern vor, die in Institutionen aufgewachsen sind
Kinder, die aus Heiminstitutionen heraus adoptiert wurden	Konnte in Studien an kleinen Kindern, die aus Heiminstitutionen heraus adoptiert wurden, nicht gefunden werden	Wurde bei einer substanziellen Minderheit von kleinen Kindern, die aus Institutionen heraus adoptiert wurden, gefunden
Fremde Situation, Klassifikation und Verhalten	Auffälliges Bindungsverhalten in der Fremden Situation vorhanden (kann aber nicht durch Bindungsmuster ausreichend beschrieben werden)	Ist nicht mit Bindungsverhalten oder Bindungsmustern in der Fremden Situation assoziiert
Qualität der Fürsorge	Klar mit Qualitätsmerkmalen der Fürsorge assoziiert	Nicht eindeutig mit Qualitätsmerkmalen der Fürsorge assoziiert
Intervention	Reagiert gut auf quantitative und qualitative Verbesserung der Fürsorgeangebote	Reagiert weniger auf Verbesserungen der Fürsorgeangebote
Kritische Periode	Keine Hinweise auf eine kritische Periode	Es gibt nahe liegende Hinweise auf eine kritische Periode

bedingt zu einer Verbesserung. Wenn sich nämlich die Symptome einer enthemmten Bindungsstörung zum Zeitpunkt des Wechsels in die neue Pflegesituation bereits entwickelt hatten, bildeten sie sich auch im weiteren Verlauf trotz der besseren Beziehungssituation kaum zurück.

Reaktive Bindungsstörung, gehemmter Typus (nach DSM-IV)

Kinder, die den gehemmten Typus der Störung aufweisen, zeigen sich andauernd unfähig, in entwicklungsmäßig angemessener Weise auf die meisten zwischenmenschlichen Beziehungen zu reagieren oder solche anzuknüpfen. Sie verhalten sich übermäßig gehemmt oder überaus wachsam und zeigen ambivalente und widersprüchliche Reaktionen. Die Kinder reagieren auf Betreuungspersonen mit einer Mischung aus Annäherung, Meidung und Abwehr oder legen eine frostige Wachsamkeit an den Tag. Häufig ist diese Störung mit einer Gedeih- oder Wachstumsstörung (failure to thrive) verbunden.

> **Leitsymptome der reaktiven Bindungs-
> störung, gehemmter Typus**
> - Furchtsamkeit und Übervorsichtigkeit
> - eingeschränkte soziale Interaktion mit
>   Gleichaltrigen
> - gegen sich selbst oder andere gerichtete
>   Aggressionen
> - Unglücklichsein
> - in einigen Fällen Wachstumsverzöge-
>   rung

Reaktive Bindungsstörung, enthemmter Typus (nach DSM-IV)

Beim enthemmten Typus findet man ein diffuses Bindungsmuster. Das Kind ist in der Regel bei der Auswahl seiner Bezugspersonen unkritisch und undifferenziert. Bei der Erstuntersuchung durch Kinderarzt, Kinderpsychiater oder Kinderpsychologen fällt auf, dass das Kind sich ohne jedes Zögern von den Eltern oder anderen vertrauten Personen trennt, keinerlei Angst vor der unvertrauten Person zeigt und ohne altersgerechtes Zögern mit der unbekannten Person mitgeht. Auch suchen solche Kinder rasch körperlichen Kontakt, umarmen Personen, die sich um sie kümmern, oder setzen sich ihnen auf den Schoß.

> **Leitsymptome der Bindungsstörung,
> enthemmter Typus**
> - Diffusität im Beziehungsverhalten
> - Schwierigkeiten oder Unfähigkeit beim
>   Aufbau enger, vertrauensvoller Bezie-
>   hung zu Gleichaltrigen
> - begleitende emotionale und/oder Ver-
>   haltensstörung

Eine Übersicht zu den Klassifikationen der reaktiven Bindungsstörung in der ICD-10 und dem DSM-IV bietet die ◘ Tab. 2.2.

2.3 Leitsymptome in den ersten drei Lebensjahren (nach DC 0–3 R)

Da die gängigen Klassifikationssysteme psychischer Störungen (DSM und ICD) kaum angemessene Kategorien für die ersten drei Lebensjahre entwickelt haben, hat die US-amerikanische wissenschaftlich-klinische Organisation »Zero to Three« (0–3) ein speziell für dieses frühe Alter geeignetes diagnostisches Klassifikationssystem entwickelt (Psychische Störung und Entwicklungsstörungen im Säuglings- und frühen Kindesalter, Zero to Three 2005), das in seiner ersten Version bereits ins Deutsche übersetzt wurde (Dunitz u. Scheer 1999). Um Verwechslungen mit den Bindungsmustern als Normvariante in der frühen Kindheit zu vermeiden, wird in der revidierten Form dieses Klassifikationssystems nicht mehr von einer Bindungsstörung, sondern von einer **Deprivations-/Misshandlungsstörung** gesprochen. Diese Störung entsteht im Kontext von Vernachlässigung und Misshandlung, also etwa durch ungenügende quantitative und qualitative Fürsorge in Institutionen, schwerwiegende Vernachlässigung durch Eltern und/oder dokumentierten physischen oder psychischen Missbrauch. Sie entwickelt sich, weil ein Kind im Rahmen solcher abnormen psychosozialen Belastungssituationen nur eine begrenzte Möglichkeit hat, selektive Bindungen zu entwickeln, insbesondere weil die primären Fürsorgepersonen (Eltern, Pflegeeltern, Ersatzbetreuer) häufig wechseln oder als Beziehungsfiguren lange Zeit unerreichbar sind, wie das beispielsweise in schlecht organisierten institutionellen Settings der Fall ist. Solche Störungen können auch auftreten, wenn Säuglinge oder Kleinkinder aufgrund schwerer elterlicher Psychopathologie (Depressivität, Psychosen etc.) emotional vernachlässigt werden.

❶ Nicht alle Kinder, die vernachlässigt oder misshandelt werden, entwickeln das Störungsbild einer Deprivations-

◻ **Tabelle 2.2** Reaktive Bindungsstörungen im Vergleich zwischen ICD-10 und DSM-IV. (Mod. nach (Minnis et al. 2006)

ICD-10	DSM-IV
Definition	
Störung sozialer Funktionen bei schwerer elterlicher Vernachlässigung, bei Missbrauch oder sonstigem elterlichem Fehlverhalten	Störung sozialer Bezogenheit in den meisten Kontexten mit erheblicher pathogener Fürsorge
Verlauf	
Beginn in den ersten fünf Lebensjahren. Anhaltend, aber doch durch Umwelteinflüsse beeinflussbar.	Beginn in den ersten fünf Lebensjahren. Anhaltend, aber Remission in positiven Umgebungsbedingungen möglich.
»reaktive Bindungsstörung«	**»gehemmter Typus«**
Furchtsamkeit und Übervorsichtigkeit, die nicht auf Zuspruch ansprechen	Stark gehemmt oder überwachsame soziale Interaktionen
Deutlich widersprüchliche oder ambivalente soziale Reaktionen, insbesondere in Trennungs- und Wiedervereinigungssituationen	Ambivalente oder widersprüchliche Reaktionen
Verminderte soziale Interaktionen mit Gleichaltrigen	
Aggressionen gegen sich selbst und andere	
Unglücklichsein	
Manchmal Gedeihstörung und Wachstumsverzögerungen	
»Bindungsstörung mit Enthemmung«	**»enthemmte Form«**
Diffuse nichtselektive Bindungen in der frühen Kindheit	Diffuses Bindungsverhalten
Aufmerksamkeit suchendes Verhalten und unterschiedslose Freundlichkeit in der mittleren Kindheit	Übertriebene Familiarität mit Fremden
Schwierigkeiten beim Aufbau von Beziehungen zu Gleichaltrigen	
Manchmal mit emotionalen oder Verhaltensstörungen kombiniert	

/Misshandlungsstörung. Und es gibt auch Kinder, welche die beschriebenen Symptome aufweisen, auch wenn sie nicht misshandelt oder vernachlässigt wurden.

Die Deprivations-/Misshandlungsstörung ist durch deutlich gestörte und entwicklungsinadäquate Bindungsverhaltensmuster gekennzeich-net, in deren Rahmen sich ein Kind einer bestimmten Bindungsfigur kaum oder überhaupt nicht zuwendet, um von ihr Trost, Unterstützung, Schutz und Pflege zu erhalten.

Die drei typischen Muster von Deprivations-/Misshandlungsstörungen

- Beim **emotional zurückgezogenen gehemmten Muster** zeigt das Kind kaum Bindungsverhalten gegenüber erwachsenen Betreuungspersonen. Dabei werden drei der folgenden Verhaltensweisen zur Diagnose gefordert:
    - nicht oder kaum vorhandene Suche nach Trost in Stresssituationen
    - kaum Antwortverhalten, wenn Erwachsene zur Stressverminderung Trost spenden
    - nur wenig positive Affekte und eine starke Ausprägung von Irritabilität, Traurigkeit oder Furcht
    - reduzierte oder nicht vorhandene soziale und emotionale Reziprozität (z. B. Teilen von Affekt, Erkundung im Sozialbezug [social referencing]), Sich-Abwechseln in der Kontaktfolge)
- Beim **indiskriminierenden oder enthemmten Muster** richtet das Kind sein Bindungsverhalten unselektiv aus. Die Klassifikation dieses Störungstyps fordert zwei der drei folgenden Verhaltensweisen:
    - übermäßig familiäres und vertrautes Verhalten und Abwesenheit von Zurückhaltung gegenüber unbekannten Erwachsenen
    - in unbekannten Situationen Abwesenheit von Zurückhaltung und Ängstlichkeit, Abwesenheit von Rückversicherungen auf vertraute Personen während des Sich-Entfernens
    - Bereitschaft, unbekannten Erwachsenen ohne größeres Zögern zu folgen
- Die Diagnose der **gemischten Deprivations-/Misshandlungsstörung**

▼

fordert zwei oder mehr Kriterien aus beiden der unter den oben beschriebenen Mustern subsumierten Verhaltensweisen.

2.4 Ausschlussdiagnosen (nach ICD-10)

Als Ausschlussdiagnose der reaktiven Bindungsstörung des Kindesalters werden nach ICD-10 vor allem die tiefgreifenden Entwicklungsstörungen angegeben.

Fünf Hauptmerkmale zur Unterscheidung von den tiefgreifenden Entwicklungsstörungen

- Kinder mit einer reaktiven Bindungsstörung besitzen eine normale Fähigkeit zu sozialer Gegenseitigkeit und Reagibilität, die Kindern mit einer tiefgreifenden Entwicklungsstörung fehlt.
- Das abnorme soziale Reaktionsmuster, auch wenn es anfänglich durchgängig in einer Vielzahl von Situationen auftrat, bildet sich bei der reaktiven Bindungsstörung (gehemmter Typ) zum größten Teil zurück, wenn das Kind in eine normale fördernde Umgebung mit einer kontinuierlichen einfühlenden Betreuung gebracht wird. Dies geschieht bei tiefgreifenden Entwicklungsstörungen nicht.
- Kinder mit einer reaktiven Bindungsstörung zeigen trotz einer möglicherweise beeinträchtigten Sprachentwicklung nicht die für den Autismus charakteristischen pathologischen Merkmale der Kommunikation.
- Die reaktive Bindungsstörung wird im Gegensatz zum Autismus nicht von anhaltenden und ausgeprägten kognitiven

▼

2

> Defiziten begleitet, die auf eine Milieu-
> veränderung nicht merklich ansprechen.
> — Eingeschränkte, repetitive und stereo-
> type Muster von Verhalten, Interessen
> und Aktivitäten sind kein Merkmal der
> reaktiven Bindungsstörung.

Weitere Details zur Differenzialdiagnose ▶ Kap. 5. Als weitere Ausschlussmerkmale werden bei den Bindungsstörungen mit Enthemmung das Asperger-Syndrom und die hyperkinetischen Störungen angegeben.

Was ist erklärbar? Ätiologie und Entwicklungspsychopathologie

3.1   Umweltfaktoren (Beziehungsumwelt)

Schon die Definition der Störung (▶ Abschn. 2.1) beinhaltet, dass als wesentlicher ätiologischer Faktor für die Entstehung von Bindungsstörungen in einer **pathogenen Fürsorge** während der ersten fünf Lebensjahre angesehen wird. Im Folgenden werden zunächst normale Fürsorgecharakteristika von Eltern oder anderen primären Beziehungspersonen aufgezeigt, welche eine gesunde psychische Entwicklung während der ersten fünf Lebensjahre gewährleisten. Einige Autoren haben darauf verwiesen, dass es eine wahrscheinlich biologisch angelegte elterliche Verhaltensdisposition gibt (intuitive Elternschaft), die ein Eingehen auf die wesentlichen biologischen, sozialen und emotionalen Bedürfnisse des Kleinkindes gewährleistet, ohne dass solche elterlichen Verhaltensweisen erlernt werden müssen (Papousek u. Papousek 1983; M. Papousek 1989).

> **Definition**
> **Intuitive Elternschaft** ist ein biologisch angelegtes Erlebens- und Verhaltensmuster, welches es Eltern ermöglicht, entwicklungsgerecht und angemessen auf die biologischen, sozialen und emotionalen Bedürfnisse ihrer Kinder einzugehen.

Die meisten Mütter und Väter sowie andere Beziehungspersonen haben das Potenzial zur intuitiven Elternschaft, die durch den Aufforderungscharakter in der Begegnung mit dem Säugling oder Kleinkind hervorgerufen wird. Bei einer Minderheit von Menschen entwickelt sich die intuitive Elternschaft nicht oder wird durch traumatische Erfahrungen in der eigenen Kindheit, psychische Erkrankungen oder andere ungünstige psychosoziale Bedingungen gehemmt.

Neugeborene erkennen den Geruch und die Stimme der Mutter schon bald nach der Geburt. Außerdem zeigen sich erste Zeichen von Imitationsverhalten (Meltzoff u. Moore 1989, 1994).

Zwischen zwei und sieben Monaten zeigen Säuglinge in Phasen von Wachheit und Interaktionsbereitschaft ein typisches Interaktionsverhalten in Form von Lächeln, Vokalisationen und lustvoller Körperbewegung. In dieser frühen Phase kommt es für die Eltern zunächst darauf an, dem Säugling einen sicheren Halt zu gewähren, auf Unlustsignale zu reagieren und körperliche Bedürfnisse zu befriedigen (Winnicott 1953, 1956, 1960). Außerdem ist es wichtig, auf das emotionale Interaktionsangebot des Säuglings zu reagieren, es zu spiegeln, sich auf den Affekt des Säuglings einzustimmen (Stern 1984, 1985) und mit ihm in den als Dialog bezeichneten lustvollen emotionalen Austauschprozess zu treten (Spitz 1945, 1963).

❗ **Experimente (»Still face«, Erstarren des mütterlichen Gesichts) haben gezeigt, dass der Säugling, wenn die Elternfigur nicht wie erwartet auf das emotionale Interaktionsangebot eingeht, mit Unlust, Protest und depressivem Affekt reagiert (Tronick et al. 1986). Mit solchen Reaktionen ist in hohem Maß zu rechnen, wenn ein Säugling beispielsweise vorwiegend von einer depressiven Mutter betreut wird.**

Während dieser Zeit lässt sich der Säugling zwar in der Regel leichter von den Eltern und vertrauten Betreuungspersonen trösten. Grundsätzlich ist er aber auch bereit, sich von nicht oder weniger vertrauten Personen beruhigen zu lassen und mit ihnen in einen lustvollen Dialog zu treten. Zwischen sieben und neun Monaten entwickelt der Säugling in der Regel eine Abneigung gegenüber unvertrauten Personen (»Fremdeln«, Spitz 1967) und reagiert auf Trennungen von vertrauten Bezugspersonen mit Angst und Protest (Trennungsangst). Ab diesem Zeitpunkt ist ein spezifisches Bindungsverhalten zu beobachten.

Am **Ende des ersten Lebensjahres** bauen Kleinkinder Bindungsverhalten gegenüber Eltern- oder anderen Betreuungsfiguren auf, mit welchen sie über ein gewisses Quantum an Interaktionserfahrungen verfügen. Abhängig von der das Kleinkind typischerweise umgebenden Beziehungsumwelt (Kleinfamilie, Mehrgenerationenfamilie, Kinderkrippe etc.) bildet sich eine relativ kleine Gruppe von Personen, die dem Kleinkind vertraut sind und es trösten, unterstützen, pflegen und schützen können. Für diese Eltern- und Betreuungspersonen ist es wichtig, eine möglichst kontinuierliche Beziehung zum Kind zu entwickeln, die von Verlässlichkeit geprägt ist. Sind Trennungen unumgänglich (Krippenbetreuung, Krankheit der Eltern etc.), ist der Aufbau von Beziehungen zu möglichst konstanten Ersatzbezugspersonen essenziell. Die Bereitschaft, sich auf Ersatz-Bezugspersonen einzulassen, und die Anzahl von möglichen Personen, zu denen ein Kind eine verlässliche Beziehung aufbauen kann, sind interindividuell unterschiedlich. Wichtig ist in dieser Zeit, Trennungsreaktionen des Kindes ernst zu nehmen, den damit verbundenen Stress durch tröstendes Verhalten zu regulieren und abhängig von der Reaktionsweise des Kindes die Betreuungspersonen möglichst konstant zu halten.

Im **zweiten und dritten Lebensjahr** wächst das Kind nach und nach in die symbolische Welt hinein, was sich vor allem in der Sprachentwicklung, aber auch in der Fähigkeit, schwierige Lebenssituationen durch spielerischen Umgang zu meistern, äußert. Nach wie vor erlebt das Kind Trennungen als Stress und zeigt auch oftmals gegenüber einer wiederkehrenden Elternfigur Wut, Protest und ambivalentes Verhalten. Jetzt kommt es für die Eltern darauf an, auch mit diesen Wutreaktionen des Kindes zurechtzukommen, also nicht mit eigener übermäßiger Aggressivität zu reagieren. Die Eltern sollten dem Kind mit einer betroffenen, aber dennoch beruhigenden Haltung bei der Regulation seiner Emotionen behilflich zu sein.

Minnis et al. (2006) betonen die Bedeutung der **Intersubjektivität** für die ersten drei Lebensjahre. Intersubjektivität wird als der Prozess bezeichnet, durch welchen die Gehirnentwicklung des Kleinkindes durch das intuitive Antwortverhalten der Eltern oder anderer Betreuungspersonen unterstützt wird. Intersubjektivität kann sich konkordant entwickeln, wenn das Kleinkind und der Erwachsene in eine Art Tanz gut aufeinander abgestimmter verbaler und nonverbaler Interaktionen involviert sind. Sie kann aber auch diskordant verlaufen – nämlich dann, wenn die Interaktion aus dem Tritt gerät und der intersubjektive Prozess in Unlust und Stress mindert. Die Autoren verweisen darauf, dass eine vorhersagbare **konkordante Intersubjektivität** es dem Kind ermöglicht, verlässliche Erwartungen an die Beziehungspersonen zu entwickeln. Aber auch Episoden von **spielerischer Diskordanz** seien entwicklungsförderlich, weil sie das Kleinkind überraschen und somit eine reflexive Wahrnehmung des Selbst in Beziehung zum Gegenüber ermöglichen, was die Selbstwahrnehmung und die emotionale Regulation erleichtere. Letztlich sei es die »Balance zwischen Konkordanz und Diskordanz« (S. 339), welche für die Entwicklung des Kindes entscheidend sei. Hierfür ist der Umgang mit unterschiedlichen relevanten Beziehungspersonen wie Mutter und Vater, die auch unterschiedliche Interaktionsstile repräsentieren und doch sich aufeinander abstimmen, die beste Voraussetzung. Das Kind kann im triadischen Beziehungsgefüge Vater/Mutter/Kind nicht nur die Kon- und Diskordanz im Umgang mit einem Elternteil erleben, sondern auch die Diskordanz mit einem Elternteil bei gleichzeitiger Konkordanz mit dem anderen und umgekehrt. Diese komplexe Art der triadischen Intersubjektivität eröffnet dem Kind eine Beziehungsumwelt, in der es sich selbst in unterschiedlichen Kontexten erlebt und somit auch Wege zu einer altersangemessenen Autonomie-Entwicklung beschreiten kann (Fivaz-Depeursinge u. Corboz-Warnery 1999; McHale et al. 1995; von Klitzing u. Bürgin 2005; von Klitzing et al. 1999).

Gegen **Ende des dritten Lebensjahres** sowie **im vierten und fünften Lebensjahr** können die

Mittel der Sprache, der Erzählung und des symbolischen Spiels genutzt werden, um dem Kind bei dem Umgang mit der Welt und der Bewältigung von inneren Konflikte sowie Lust- und Unlustaffekten behilflich zu sein. Vorübergehende Trennungen gut vorzubereiten und nach der Rückkehr die Erlebnisse während der Abwesenheit verbal und in spielerischer Form auszutauschen ist jetzt die Kunst einer adäquaten Elternschaft. In diese Zeit fällt auch die Sauberkeitserziehung des Kindes, welche neben der körperlichen Komponente auch Bestrebungen nach Autonomie, Zurückhalten von Eigenem und Abgrenzung von den Elternfiguren beinhaltet. Hier kommt es auf ein hohes Maß an Flexibilität, Konfliktfähigkeit und Standhaftigkeit der Eltern an, damit dem sich in den verschiedenen Affekten ausprobierenden Kind genügend Raum bei gleichzeitiger angemessener Grenzsetzung gewährt werden kann. Viele Kinder gehen in diesem Alter schon regelmäßig in außerfamiliale Einrichtungen (Kindergarten) und sammeln so erste Beziehungserfahrungen in Gesellschaft und Kultur. Auch entwickeln sie nun zunehmend geschlechtsspezifische Verhaltensweisen, interessieren sich für das eigene Geschlecht und das der Eltern und zeigen erste Formen sexuellen Ausprobier- und Triebverhaltens. Auch hier kommt es für die Eltern darauf an, den Kindern als Identifikationsobjekte zur Verfügung zu stehen, ihre Aggressionen und Triebhaftigkeit zu akzeptieren, dabei aber klare Grenzen zu setzen und die Grenzen des Generationsunterschiedes zu wahren. Trennungen können jetzt länger ertragen werden. Das innere Bild von den wichtigen Objektpersonen und die Objektkonstanz werden nun langfristiger und stabiler. Trennungserlebnisse sowie widersprüchliche und konflikthafte innere Gefühle können mittels Sprache und Spiel bearbeitet werden. Wichtig ist jetzt, dass die Eltern einen eigenen Zugang zu dieser kindlichen Welt haben, das Spiel des Kindes unterstützen und selbst in spielerischer Weise mit ihren eigenen elterlichen Haltungen und Konflikten umzugehen bereit sind.

> **Diagnostische Kriterien für eine pathogene Fürsorge**
>
> Im diagnostischen Klassifikationssystem DC 0–3 R wird pathogene Fürsorge dadurch gekennzeichnet, dass mindestens einer der drei folgenden Punkte deutlich vorhanden sein muss:
>
> — andauernde Missachtung der grundlegenden emotionalen Bedürfnisse des Kindes nach Geborgenheit, Stimulation und Zuneigung
>
> — andauernde Missachtung der grundlegenden körperlichen Bedürfnisse des Kindes
>
> — wiederholter Wechsel der wichtigen Pflegepersonen des Kindes, was die Ausbildung von stabilen Beziehungen verhindert (z. B. häufiger Wechsel der Pflegefamilie)

Solche pathogene Fürsorge ist häufig verbunden mit schwerer elterlicher Vernachlässigung, Missbrauch oder schwerer Misshandlung (Remschmidt u. Schmidt 1994). Viele der Formen und Merkmale pathogener Fürsorge werden auf der fünften Achse der ICD-10 (»Assoziierte aktuelle abnorme psychosoziale Umstände«) aufgeführt und kodiert (genauere Angaben: ► Kap. 5).

Häufig sind Kinder einer pathogenen Fürsorge ausgesetzt, wenn sie außerhalb des Familienkontextes in Institutionen (Heime, Waisenhäuser etc.) aufwachsen. In bestimmten Situationen können aber auch innerfamiliale Deprivationserfahrungen eine Rolle spielen.

3.1.1 Pathogene Fürsorge in Institutionen

Seit dem Anwachsen des Wissensstandes über die kindliche Entwicklung und die Auswirkungen von Vernachlässigung sowie durch entsprechende Informationskampagnen in den 70er Jahren haben sich viele Kinderheime und Waisenhäuser in den industrialisierten Ländern der westlichen Welt vermehrt auf die emotionalen Bedürfnisse von kleinen Kindern eingestellt. Durch die Einführung der **Bezugspersonenpflege**, die Verbesserung des Stellenschlüssels und der Ausbildung der Pädagogen ist heute nicht notwendigerweise davon auszugehen, dass ein Kind in einer pädagogischen Institution in jedem Fall schlecht aufgehoben ist. Allerdings entstehen nach wie vor Diskontinuitäten und zwar durch

- Einsparungsmaßnahmen,
- Krankheiten und Urlaube der meistens im Schichtdienst tätigen Heimerzieher/-innen,
- einen häufigen Wechsel der Institution bzw. einen Wechsel zwischen Institutionen und Pflegefamilien.

Nach dem Ceauşescu-Sturz in Rumänien fand man Tausende von in rumänischen Kinderheimen unter dort üblichen unmenschlichen Bedingungen untergebrachte Kinder vor, die zum großen Teil massive Deprivation erlitten hatten. Ein englisch-rumänisches Adoptionskinder-Studienteam untersuchte 165 Kinder, die aus rumänischen Waisenhäusern nach England adoptiert worden waren, und zusätzlich 52 aus England stammende adoptierte Kinder im Alter von vier bis sechs Jahren hinsichtlich des Vorliegens von Bindungsstörungen. Dabei wurden ein semistrukturiertes Interview mit den Adoptiveltern, Fragebögen und direkte Beobachtung der Kinder angewendet. Es zeigte sich, dass für Bindungsstörungen typische Verhaltensweisen positiv mit der Dauer der schweren Deprivation, die die Kinder erlitten hatten, assoziiert waren. Es zeigte sich aber auch, dass eine nicht

unerhebliche Anzahl von Kindern, welche sehr lange unter Bedingungen schwerer Deprivation gelebt hatte, keine solchen Symptome aufwiesen. Die Adoptiveltern berichteten retrospektiv, dass die Kinder mit bindungsstörungstypischem Verhalten dieses auch schon gezeigt hatten, als sie neu in die Familien gekommen waren. Es gab aber auch solche Kinder, die dieses Verhalten zum Zeitpunkt der Adoption aufwiesen, es dann aber im Laufe des Lebens bei den Adoptiveltern verloren. In der longitudinalen Untersuchung vom vierten bis ins sechste Lebensjahr zeigten sich eine deutliche Stabilität der Störungsmuster und nur wenige Hinweise für eine Abnahme der Symptomatik. Die für die Bindungsstörung typischen Symptome waren stark mit Aufmerksamkeits- und Verhaltensproblemen sowie dem kognitiven Entwicklungsstand der Kinder assoziiert. Bei den ehemals deprivierten Kindern aus den rumänischen Waisenhäusern kam das Symptommuster der Bindungsstörung im Vergleich zu den Kindern aus England mit wahrscheinlich geringeren Deprivationserfahrungen häufiger vor (O'Connor et al. 1998, 1999, 2000a,b, 2003).

In dem Bukarester Frühinterventionsprojekt (Zeanah et al. 2003, 2005) wurden Bindungsverhalten und Bindungsstörung bei Kindern, die in Institutionen im Vergleich zu Kindern, die in Familien aufwuchsen, im Alter von 12 bis 31 Monaten untersucht. Bindungsstörungen wurden durch Beobachtung und Ratings von Bindungsverhaltensweisen und durch Beschreibungen der Pflegepersonen in einem strukturierten Interview erfasst. Wie erwartet zeigte eine Mehrzahl der in einer Institution aufgewachsenen Kinder in allen Erfassungsmethoden schwerwiegende Störungen des Bindungsverhaltens. Die Qualität des in den Institutionen beobachteten Fürsorgeverhaltens der Betreuungspersonen war stark mit der Formung und Organisation von Bindung der Kinder verbunden. Diese Ergebnisse blieben stabil, auch wenn der Einfluss des kognitiven Entwicklungsstandes oder der Quantität der Interaktionsverhaltensweisen kontrolliert wurden. Allerdings stimmten die Einschätzungen des Bindungsverhaltens in der Fremden Situation und die Berichte der Betreuungspersonen über Zeichen reaktiver Bindungsstörungen nur mäßig überein.

Chisholm (1998) untersuchte zwei Gruppen von Kindern, die aus Rumänien nach Kanada adoptiert worden waren. Eine Gruppe von 46 Kindern war adoptiert worden, nachdem sie sich 8 oder mehr Monate in institutioneller Pflege befunden hatte. Die zweite Gruppe von 30 Kindern war nach weniger als vier Monaten institutioneller Pflege adoptiert worden. Diese beiden Gruppen wurden mit einer Gruppe von in 46 kanadischen Familien ohne Adoptionsgeschichte lebenden Kindern verglichen. Die Gruppen wurden zunächst im Alter von 11 und später im Alter von 39 Monaten nach der Adoption untersucht. Das Bindungsverhalten wurde mittels elterlicher Berichte erhoben.

In dieser Studie zeigten sich keine Kinder mit gehemmten zurückgezogenen Bindungsstörungen. Doch eine größere Minderheit zeigte Zeichen von indiskriminierenden, enthemmten Bindungsstörungen. Auch diese Studie zeigte eine klare Tendenz, dass das Risiko für indiskriminierendes, ungehemmtes Verhalten mit der Dauer der Zeit in institutioneller Fürsorge assoziiert war. Eine Schwäche dieser Adoptionsstudien besteht darin, dass keine Erhebungen individueller Unterschiede zwischen den Kindern zu einem Zeitpunkt vor der Adoption erhoben werden konnten. Außerdem gibt es keine Information über mögliche Bindungspersonen und Bindungsqualitäten innerhalb der Institutionen vor der Adoption. Die praktisch vollständige Abwesenheit von Kindern mit gehemmten Bindungsstörungen kann auch mit der Erhebungsmethode aus der subjektiven Sicht der Adoptiveltern und dem Fehlen objektivierender Beobachtungen zusammenhängen.

3.1.2 Pathogene Fürsorge in Familien

Noch weniger erforscht sind die Entstehungsbedingungen von Bindungsstörungen bei Kindern, die innerhalb von Familien aufwachsen.

Folgende Risikofaktoren auf Seiten der Eltern werden angenommen:
- erhebliches Ausmaß von elterlicher Psychopathologie,
- elterlicher Suchtmittelmissbrauch,
- häufiger Wechsel von Bezugspersonen aufgrund familialer Notlagen,
- fehlende intuitive Elternschaft.

Solche Gegebenheiten stellen Risikofaktoren dar, weil aufgrund der Beeinträchtigung der elterlichen Kompetenz die Kontinuität der emotionalen Zuwendung für das Kind nicht gewährleistet ist. Allerdings scheint in diesen Fällen auch keine Spezifität im Hinblick auf die Entwicklung von reaktiven Bindungsstörungen vorzuliegen. Es ist bekannt, dass solche Risikobedingungen innerhalb der Familie zu einem erhöhten Ausmaß an Verhaltensstörungen und Psychopathologie von Kindern im Allgemeinen führen. Es gibt dagegen keine Spezifität für reaktive Bindungsstörungen.

🛇 Beim Vorliegen einer reaktiven Bindungsstörung kann auf eine pathogene Fürsorge rückgeschlossen werden. Dagegen führt nicht jede pathogene Fürsorge zu einer reaktiven Bindungsstörung, sondern sie kann auch (Mit-) Ursache von anderen Formen von psychischen Störungen im Kindesalter sein oder auch ohne psychopathologische Folge bleiben.

Alle Arten von psychopathologischen Folgeerscheinungen wie Verhaltensstörungen, Hyperaktivitätssymptome und emotionale Symptome können Folgen einer unzureichenden »Beelterung« sein. Erschwerend kommt hinzu, dass das Ausmaß traumatisierender Erlebnisse in Familien mit den genannten Risikofaktoren erhöht ist. Eine Kombination von unzureichender, diskontinuierlicher emotionaler Zuwendung auf der einen und körperlicher Kindesmisshandlung und sexueller Missbrauch auf der anderen Seite ist durchaus häufig, so dass sich als Folge sowohl Bindungsdefizite als auch Posttraumatische Belastungsstörungen entwickeln können.

Minnis et al. (2006) stellen diesbezüglich die These auf, dass die Theorie der Intersubjektivität einen besseren Rahmen für die Entstehung der Bindungsstörungen darstelle als die Bindungstheorie mit ihrer einseitigen Ausrichtung auf das Bindungssystem in Stresssituationen. Dagegen seien intersubjektive Prozesse zu allen Interaktionsphasen wirksam, auch in Zeiten von geringer affektiver Erregung des Säuglings, wenn sich die Mutterfigur an den ruhigen, aber wachen Säugling wende, um Dinge zu zeigen oder ihm die Welt zu erklären.

3.2 Biologische Faktoren

Die Qualität der frühen elterlichen Fürsorge im Säuglings- und Kleinkindalter steht im Zentrum ätiologischer Faktoren bei der Entstehung von Bindungsstörungen. Angemessenes und einfühlsames elterliches Fürsorgeverhalten kann als Resultat des Zusammenwirkens mehrerer Faktoren angesehen werden:

- positive Beziehungserfahrungen der Eltern in der eigenen Kindheit,
- positive gegenwärtige Erfahrungen (z. B. in der Partnerschaft),
- positives psychisches Befinden,
- Abwesenheit psychosozialer Beeinträchtigungen,
- genetische Anlage,
- neurobiologische Systeme.

Studien an elterlichem Fürsorgeverhalten von Ratten haben gezeigt, dass mütterliches Verhalten von entsprechend auffordernden Säuglingssignalen ausgelöst wird und dass dabei bestimmte Neurotransmittersysteme (Oxytozin, Prolaktin, Vasopressin und Topamin) aktiviert werden. So lösen Saugen sowie audiovisuelle und olfaktorische Stimuli mütterliches Pflegeverhalten bei Ratten aus und modifizieren dabei Verhaltensmuster zumindest teilweise durch eine erhöhte Expression von Oxytozin-Rezeptoren in spezifischen Gehirnarealen. Dagegen hemmen längere Perioden von Mutter-Säugling-Trennungen das mütterliche Verhalten durch eine Modulation (Herunterregulierung, Anpassung) der Oxytozin-Rezeptoren (Boccia et al. 2001). fMRI-Experimente zum elterlichen Fürsorgeverhalten, welche verschiedene Stimuli des Babys benutzten, haben erste Ergebnisse zur Physiologie der Elternschaft erbracht. Solche Stimuli werden mit einem bestimmten Muster von Gehirnkreisläufen bei den Eltern beantwortet. Ein Zentrum hierfür stellt offensichtlich das Cingulum dar – mit Feedback-Schleifen, welche das Mittelhirn, die Basalganglienregionen und den Thalamus im Hinblick auf Motivation und Belohnung involviert. Komplexere Planvorgänge und emotionales empathisches Antwortverhalten scheinen frontale, insuläre, fusiforme und okzipitale Gebiete zu involvieren. Andere wichtige Aspekte des elterlichen Fürsorgeverhaltens werden durch Regionen, die Gedächtnisprozesse steuern, wie der Hippocampus und Parahippocampus sowie die Amygdala, reguliert (Swain et al. 2007). Die Bedeutung solcher neurobiologischer Vorgänge für die Entwicklung pathologischen Elternverhaltens (wie beispielsweise Misshandlung oder Vernachlässigung) und damit auch für die Auslösung von Bindungsstörungsprozessen ist bisher nicht untersucht.

Risikoverhalten von Eltern können schon in der Pränatalzeit und unmittelbar postnatal erhebliche neurobiologische Konsequenzen für das sich entwickelnde Kind haben. Chronischer Alkohol- und Nikotinabusus während der Schwangerschaft sind in ihrer schädlichen Bedeutung für das sich entwickelnde Gehirn des Embryos, Fötus und Neugeborenen bekannt. Longitudinal prospektive Studien haben auch gezeigt, dass mütterlicher Stress während der Schwangerschaft ein Risikofaktor für emotionale und kognitive Probleme des Kindes bedeutet (erhöhtes ADHS-Risiko, Angst, Sprachverzögerung) (Talge et al. 2007; von Klitzing u. Bürgin 2005). Die Modelle legen nahe, dass die Aktivität des Stresssystems Hypothalamus-Hypophysen-Nebennierenrinden-Achse (HPA-Achse) und deren hormonelles Endprodukt Kortisol für diese Effekte sowohl bei Mutter als auch beim Kind bedeutsam sind. Die unmittelbaren Umweltbedingungen, denen das ungeborene Kind ausgesetzt ist, kann durch Stress der Mutter und dessen hormonelle Konsequenzen verändert werden. Die Kortisol-Konzentrationen bei Mutter und Fötus korrelieren beim Menschen stark (Glaser 2000). Dabei wird nicht behauptet, dass biologische Veränderungen durch Stresseinfluss bei Fötus und Neugeborenem unmittelbar die Krankheit der reaktiven Bindungsstörung auslösen. Jedoch können auch Beeinträchtigungen beim Neugeborenen – wie verminderte Regulationsfähigkeit, vermehrtes Schreien, vermehrte Unlustreaktionen und Irritierbarkeit – einen negativen Einfluss auf die frühe Eltern-Kind-Beziehung haben, so dass in einer zirkulären Dynamik die Fundamente für Vernachlässigung, Misshandlung und Weggabe gelegt werden, welche ihrerseits dann wiederum zu Bindungsstörungen führen können. Zeanah et al. 2004 betonen in diesem Zusammenhang, dass **Termperamentsfaktoren** wie die Tendenz zur Zurückgezogenheit und Hemmung auf der einen oder Impulsivität auf der anderen Seite Kinder einem erhöhten Risiko aussetzen, unter ungünstigen Beziehungsbedingungen reaktive Bindungsstörungen zu entwickeln.

Verschiedene Autoren (Kaffman u. Meaney 2007; Weaver et al. 2004) haben Ergebnisse von Tierexperimenten bei Ratten vorgelegt, die darauf hindeuten, dass die Qualität des mütterlichen Pflegeverhaltens (Ablecken, Putzen) während der ersten Woche nach der Geburt der Nachkommen (kritische Periode) eine wichtige modi-

fizierende Rolle bei der neurobiologischen Entwicklung der Nachkommen spielt. So wird nicht nur das lebenslange Verhalten der Nachkommen in Stresssituationen und die damit verbundene Kortisol-Ausschüttung verändert. Darüber hinaus hat die Qualität des frühen Pflegeverhaltens offensichtlich einen unmittelbaren Einfluss auf einen Polymorphismus in der Promoter-Region des Glukokortikoid-Rezeptorgens im Hippocampus. Eine durch niedrige Pflegequalität ausgelöste Veränderung der DNA-Methylierung in diesem Bereich führt lebenslang zu einer Abminderung des Rückkopplungsmechanismus in der Regulation der Kortisol-Ausschüttung in der Nebennierenrinde und damit zu einer Dysregulation der HPA-Achse und einer veränderten Stressreaktivität bei den Nachkommen. Dieser Mechanismus legt die Annahme nahe, dass frühe Umweltreize eine dauerhafte Veränderung der Genexpression auslösen können. Dies kann die Beobachtung erklären, dass Verhaltenscharakteristika, die durch eine verminderte postnatale elterliche Pflegequalität hervorgerufen wurden, über die gesamte Lebensspanne der Nachkommen beibehalten wurden. Dieser biologische Mechanismus könnte auch beim Menschen eine Erklärung dafür sein, dass frühe Deprivationserfahrungen oft zu lebenslang anhaltenden Verhaltensveränderungen wie beispielsweise Bindungsstörungen führen kann, auch wenn das Kind in späteren Phasen seines Lebens in bessere Betreuungsverhältnisse kommt.

Entgleisen die Eltern-Kind-Beziehung und das elterliche Fürsorgeverhalten, so kann es beim Kind zu massiven und langfristigen Dysregulationen der HPA-Achse und den damit verbundenen stressbedingten hormonellen Reaktionen kommen (Glaser 2000). Gunnar (1998) postulierte, basierend auf einer Studie an 72 Säuglingen mit ihren Müttern, dass eine sichere Bindungsbeziehung stressbezogene HPA-Achsen-Aktivitäten in stressvollen Situationen (wie beispielsweise schmerzhaften medizinischen Untersuchungen) »abpuffern« kann. Bremner et al. (1997) führten

MRI-Untersuchungen an 17 Erwachsenen, welche während ihrer Kindheit Misshandlungen und Vernachlässigung erfahren hatten, durch und verglichen diese mit einer Kontrollgruppe ohne solche Kindheitserfahrungen. Die Probanden wurden nach Alter, Geschlecht, Bildungsstand, ethnischer Herkunft, Körpergröße und Alkoholkonsum »gematcht« wurden. Die in der Kindheit misshandelten Patienten hatten ein 12%ig kleineres linkes Volumen ihres Hippocampus. Andere Gehirnregionen (Amygdala, Temporallappen, Nucleus caudatus) unterschieden sich dagegen nicht. Woon und Hedges (2008) fanden in einer Metaanalyse, dass solche reduzierten bilateralen Hippocampus-Volumina typisch für Erwachsene seien, die als Kinder misshandelt oder vernachlässigt wurden, dass aber diese Defizite bei Kindern nicht zu beobachten sind. Die Volumendefizite des Hippocampus scheinen also erst im Erwachsenenalter beobachtbar zu sein.

Minnis et al. (2007) nutzten ihre verhaltensgenetische Untersuchung an 13.472 Zwillingspaaren einer nichtklinischen Stichprobe dazu, zu evaluieren, ob das Ausmaß, in dem sich die Kinder in ihren für reaktive Bindungsstörungen typischen Verhaltensweisen unterschieden, rein umweltbedingt war oder auch genetische Ursachen nahe legte. Es wurden anhand von Fragebogen-Items mittels Faktorenanalysen Verhaltensmuster identifiziert, welche für Bindungsstörungen, Verhaltensstörungen, Hyperaktivität und emotionale Schwierigkeiten typisch waren. Für jedes dieser Muster wurden behavioral-genetische Modelle angewendet, um den spezifischen Einfluss von genetischen Faktoren und Umweltfaktoren herauszufinden. Dabei zeigte sich, dass die Symptome einer reaktiven Bindungsstörung mit negativen und uneinfühlsamen elterlichen Verhaltensweisen assoziiert waren, dass es aber auch einen signifikanten genetischen Einfluss gab. Dabei war die Erblichkeit bei Jungen sehr viel höher als bei Mädchen. Für reaktive Bindungsstörungen typische Verhaltensweisen konnten in der Untersuchung klar von anderen Verhaltensproblemen und emotionalen Störungen bei Kindern abgegrenzt werden und schienen insbesondere bei Jungen auch von genetischen Einflüssen stark bedingt zu sein.

Zusammengefasst kann gesagt werden, dass sich ein pathogenes elterliches Fürsorgeverhalten mit Vernachlässigung, Misshandlung und Missbrauchshandlungen meist in einem komplexen psychosozialen, psychologischen und neurobiologischen Ursachengefüge entwickelt. Bereits pränatale negative Wirkfaktoren, aber vor allem während der ersten Lebensmonate wirksame negative Einflüsse können dazu führen, dass betroffene Säuglinge von Anfang an irritabler, kognitiv verlangsamter und stressanfälliger als andere sind. Diese zum Teil genetisch bedingten und durch die die neurobiologische Entwicklung schädigenden Noxen entstandenen Abweichungen im kindlichen Entwicklungs- und Reaktionsmuster können wiederum negative Auswirkungen auf das elterliche Fürsorgeverhalten haben. Eltern haben es in solchen Fällen schwerer, mit ihrem Kind eine ausgewogene und entwicklungsförderliche intersubjektive Gegenseitigkeit zu entwickeln, was ihr Selbstvertrauen und ihr Vertrauen in ihre intuitive Elternschaft vermindert.

🛈 **Auf diese Weise kann sich das Vollbild der pathogenen Fürsorge in einer spiralförmigen Verlaufsbewegung entwickeln. So kommt es, dass die betroffenen Kinder negative Beziehungserfahrungen mit ihren elterlichen Bezugspersonen machen und dass es sich bei diesen Erfahrungen meistens um sich wiederholende und langfristig angelegte Geschehnisse handelt, die generell zu psychischen Störungen und speziell zu Bindungsstörungen prädisponieren.**

3.3   Psychodynamische Faktoren

Psychodynamische Modelle versuchen zu erklären, warum Kinder auf das Erleben vergleichbarer pathogener Fürsorge ihrer Eltern oder Betreuungsfiguren mit sehr unterschiedlichen Verhaltensweisen reagieren. Kinder mit der Symptomatik einer gehemmten Bindungsstörung reagieren mit Angst und Rückzug. Kinder mit einer enthemmten Form der Bindungsstörung reagieren mit einem undifferenzierten Beziehungsverhalten sowie einem Wechsel zwischen drängender Beziehungssuche und Beziehungsabbruch. Es gibt keinerlei empirische Hinweise dafür, dass diese unterschiedlichen Verhaltensmuster auf unterschiedliche Arten von Vernachlässigung oder Traumatisierung zurückzuführen wären. Vielmehr scheinen die Unterschiede auf Anlage- und Temperamentsfaktoren sowie auf psychische Verarbeitungsweisen der Kinder zurückzuführen zu sein.

Um mögliche Erklärungsmodelle zu entwickeln, bietet uns die psychoanalytische Objektbeziehungstheorie die beste Voraussetzung. Hatte Freud noch 1905 betont, dass das Objekt des Triebs im Grunde unwichtig und austauschbar sei, so hat er in späteren Arbeiten (Freud 1917) die Bedeutung des Objekts doch als wesentlich beschrieben.

Definition

Unter **Trieb** wird in der psychoanalytischen Theorie ein im Biologischen verankerter Spannungszustand verstanden, welcher im Individuum nach Bedürfnisbefriedigung verschiedener Art und Lustgewinn strebt, den Organismus auf ein Ziel hinstreben lässt und sich so in der Psyche niederschlägt.

Bleibt die sofortige Bedürfnisbefriedigung aus oder verzögert sich, bildet sich im Selbst eine **Repräsentanz** des Triebs, z. B. in Form einer Vorstellung, welche meist die Verbindung von Selbst-Konzepten mit Konzepten des Gegenübers (Objekt) darstellt. Neuere Arbeiten (Sandler 1990; Sandler u. Rosenblatt 1987) haben genauere Konzepte über die Bildung dieser inneren repräsentationalen Bilder vorgelegt, welche meist ein inneres Schema des Selbst-Erlebens, des Objekt-Erlebens und der Beziehung zwischen Selbst und Objekt beinhalten. Solche **mentalen Repräsentationen** können dem reifenden Ich über Trennungs- und Frustrationserlebnisse hinweghelfen, solange diese aufgrund ihrer Dauer und Intensität das Subjekt nicht überfordern. Die Frage, wie lange ein Kind ausbleibende Bedürfnisbefriedigung und Trennung vom Objekt ertragen kann, hängt im Wesentlichen vom Entwicklungsstand und der Reife seiner Ich-Funktionen ab. Heute geht man davon aus, dass sowohl ein Übermaß an Befriedigung ohne entwicklungsangemessenen Aufschub als auch eine Unterdosierung von Bedürfnisbefriedigung im Rahmen von Deprivationserlebnissen Spuren im Selbst hinterlassen, die die psychische Entwicklung des Kindes gefährden.

Neuere experimentelle Untersuchungen, insbesondere das von Tronick et al. (1978) kreierte **Still-face-Experiment**, in welchem eine Mutterfigur für drei Minuten dem interaktionsbereiten vier Monate alten Säugling mit versteinerter Mine gegenübersitzt und so seine Erwartungen nach lustvollem Dialog enttäuscht, haben Erkenntnisse darüber ermöglicht, wie Kinder im ersten Lebensjahr auf solche emotional bedeutsame Frustrationen reagieren. Meistens zeigen die Kinder verstärkte Interaktionssignale, als ob sie die »versteinerte Mutter« wiederbeleben wollen. Es folgt dann eine Phase des Protests, der Verzweiflung und schließlich des regressiv-depressiven Rückzugs. Von der genauen Beobachtung von Kindern, die über längere Zeit einem Mangel an ausreichender emotionaler Zuwendung ausgesetzt waren, wissen wir, dass sie Symptome einer anaklitischen Depression (Spitz 1945) entwickeln, die einen ähnlichen Phasenablauf aufweist. Sind solche Erlebnisse gehäuft und gleitet das Kind immer wieder in einen depressiven Affekt ab, so kann das zu längerfristigen Störungen der Selbst-Entwicklung führen.

Aus der analytischen Arbeit mit Kindern nach schweren und langen Deprivationserfahrungen (von Klitzing u. Bürgin 1994) können wir schlussfolgern, dass emotionale Zustände von Wut und Protest bei den Kindern eine Rolle spielen – Zustände, die letztlich in einen das Ich überfordernden depressiven Zustand mit Leblosigkeit, Anhedonie und psychischem Schmerz münden.

Das reifende Ich des Kindes versucht nun mittels Bewältigungsmechanismen und im Laufe der Entwicklung durch zunehmend reifere Abwehrformationen mit dem Schmerz und der Angst umzugehen, die durch die Vernachlässigungen entstanden sind. Bei Kindern, die »schlechte« Beziehungserfahrungen gemacht haben, sind die Beziehungshemmung und die Angstreaktion, die bis zur Erstarrung (»freezing«) gehen kann, im Grunde eine sinnvolle Reaktion des Ichs. Selbstverständlich kann aber eine solche angstvolle Reaktion, wenn sie zu lange anhält, das Ich auch überfordern und somit zu weiteren Schäden führen. Die Tatsache aber, dass sich Kinder mit Bindungsstörungen des gehemmten Typus unter verbesserten psychosozialen Umständen – beispielsweise nach einer Unterbringung in einer Pflege- oder Adoptivfamilie – oftmals besser entwickeln, zeigt, dass das Hemmungs- und Angstverhalten eigentlich einer der pathogenen Schädigung angemessenen Reaktion entspricht, die, wenn sie nicht zu lange andauert, offensichtlich reversibel ist.

Eine andere Reaktionsweise wird in der psychodynamischen Literatur ebenfalls häufig beschrieben, nämlich die Wendung von Passivität in Aktivität. Das kleine Kind ist den vernachlässigenden und potenziell traumatisierenden Einflüssen ja passiv ausgeliefert. Freud (1920) beschrieb seine Beobachtung eines Kinderspiels, in welchem ein 1 ½ Jahre altes Kind einen Gegenstand immer wieder wegwarf und mittels eines Fadens zu sich zurückzog, in einer Bewegung, die es mit einer lustvollen Vokalisation begleitete. Er interpretierte diesen sich immer wiederholenden Spielvorgang mit der Tendenz des Ichs, passiv erlebte Trennungen – beispielsweise von dem geliebten Mutterobjekt – in eine aktive Handlung, nämlich dem Wegschmeißen eines Gegenstandes, umzuwandeln, um die Trennung so besser bewältigen zu können. Solche Reaktionsweisen kennen wir insbesondere bei traumatisierten Kindern, die im Spiel in zirkulärer Weise das traumatische Ereignis immer wieder wiederholen (O. Kernberg 1967; P. Kernberg 2000), als wollten sie das unausweichlich negativ Erlebte wenigstens aktiv nachgestalten und so zumindest partiell beherrschen. Freud und seine Nachfolger leiteten aus solchen Beobachtungen das Konzept des **Wiederholungszwangs** ab. Diesen Mechanismus können wir auch im Alltag bei Menschen beobachten, die in der Vergangenheit traumatisierenden Erlebnissen ausgesetzt waren und diese Erlebnisse scheinbar aktiv immer wieder re-inszenieren und somit das Trauma wiederherstellen. Äußerlich sichtbar leiden sie dann unter dieser Wiederholung. Aber bei genauerer Analyse drängt sich dem Beobachter das Gefühl auf, dass sie die traumatische Re-Inszenierung zwar unbewusst, aber doch aktiv herbeiführen.

Ein verwandtes Konzept besteht in den Überlegungen von Klein (1940) über die **hypomanische Abwehr depressiver Gefühle**. Diesem Konzept zufolge ist das Erleben einer aussichtslosen depressiven Verstimmung für das Ich derartig schmerzvoll und gefährlich, dass es das Erlebte in einer Art »Flucht nach vorne« durch aktiv-aggressives und manisch gefärbtes Handeln zu bewältigen versucht. Aus vielen therapeutischen und psychoanalytischen Erfahrungen mit Manifestationen des Wiederholungszwangs in der Therapie weiß man, dass solche Phänomene ausgesprochen rigide sind und manchmal zum therapeutischen Stillstand oder sogar zur Aussichtslosigkeit der Behandlung führen. Das Ich ist quasi in der mächtigen Position des aktiv

Handelnden derartig fixiert, dass der schmerzvolle Prozess einer Bewältigung nicht zustande kommt.

Eine alternative Erklärung für das gleiche Phänomen, nämlich der sich immer wiederholenden undifferenzierten Kontaktsuche des bindungsgestörten Kindes, sehen Minnis et al. (2006) darin, dass für das sich entwickelnde Gehirn die Erfahrung von konkordanter Intersubjektivität essenziell ist. Wenn nun ein Kleinkind im Rahmen seines Aufwachsens in einer Institution oder anderen emotionalen Deprivationsbedingungen einem Mangel an Erfahrung konkordanter Intersubjektivität ausgesetzt ist, versucht es diese um jeden Preis nachzuholen und schaltet damit die Entwicklung von differenziell ausgerichteten Bindungsbeziehungen aus. Dies führt dann zu der Enthemmung und dem überfreundlichen Verhalten. Ein solches Kleinkind wird einen Fremden nicht als ein Gegenüber »zweiter Ordnung« ansehen, weil es keine oder zu wenige Erfahrungen mit einer spezifischen einfühlsamen Elternfigur gemacht hat. Wenn das Kleinkind einen Moment der Verbindung mit einer ihm fremden Person erlebt, gibt es keine gemeinsame Beziehungsgeschichte, auf die aufgebaut werden kann. Deshalb wird dieser Moment der Verbindung auf einer unsicheren Basis aufbauen. Dies erklärt die »falsche« Qualität, die wir in dem überfreundlichen Verhalten misshandelter, vernachlässigter oder unter ungenügenden institutionellen Rahmenbedingungen aufgewachsener Kinder kennen. Kindern, die nie oder nicht ausreichend von konkordanter Intersubjektivität gekennzeichnete Beziehungen erfahren haben, fehlt es an der konzeptuellen Fähigkeit, diese anfänglich »unechte« Beziehung in eine Beziehung mit einer gemeinsam geteilten Geschichte zu verwandeln. Diese »unechte« Intimität irritiert in der Regel so sehr, dass diese »Dosen« an Intersubjektivität nicht dazu tendieren, in bedeutungsvolle und/oder anhaltende Beziehungen zu münden. So ist das Kind in der Folge »dazu verurteilt«, sich andauernd und lebenslang auf die Suche nach neuen »Dosen« intersubjektiver Erfahrungen zu machen (Minnis et al. 2006, S. 340).

❶ **Aufbauend auf diesen theoretischen Konzepten kann man das undifferenzierte enthemmte Beziehungsverhalten im Rahmen von reaktiven Bindungsstörungen als eine Verkehrung passiv erlittener Beziehungsenttäuschungen in eine aktive Suche nach Erfahrungen konkordanter Intersubjektivität verstehen – Erfahrungen, die jedoch in als »unecht« erlebte Beziehungserfahrungen und in der Folge in immer neue Beziehungsabbrüche münden.**

Das Kind, das über lange Zeit der pathogenen Fürsorge oder Trennungen und Wechseln von Beziehungspersonen ausgeliefert war, gestaltet nun die Beziehungsabbrüche und die Vernachlässigung selbst, indem es beliebige Bezugspersonen an sich heranzieht, um sie dann wieder »auszustoßen«. Dies scheint oftmals mit einem hypomanisch wirkenden Affekt verbunden zu sein. Ein weiteres Merkmal ist, dass diese Verhaltensweisen ausgesprochen rigide und unveränderbar wirken. Therapeutische Interventionen scheitern oft, weil sie keine Veränderung bringen und das Kind einen starken Widerstand dagegen aufbaut, sich auf eine wirkliche Beziehung mit allen möglichen schmerzhaften und lustvollen Affekten einzulassen. Auch Kinder, die nach langen Deprivationserfahrungen in positive langfristige Pflegesituationen verbracht werden, halten trotz dieser neuen positiven Beziehungsmöglichkeiten ihr rigides enthemmtes und undifferenziertes Beziehungsverhalten aufrecht.

Man kann spekulieren, warum es zu diesen sehr unterschiedlichen Bewältigungsstrategien kommt. Zum einen könnte man sich vorstellen, dass die rigide Wiederholungsstrategie angesichts besonders schwerer Deprivations- und Traumatisierungserfahrungen gewählt wird. Zum anderen scheinen hier aber auch konstitutionelle, temperamentsmäßige und genetische Faktoren eine Rolle zu spielen, wobei auch das Geschlecht des Kindes mit der stärker zur Aktivität neigenden Ausrichtung der Jungen im Vergleich zu den Mädchen eine Rolle spielt. Schon im Säuglingsalter reagieren Kinder unterschiedlich auf Frustrationen, beispielsweise mit Verhaltensinhibition (Kagan et al. 1987) oder mit einer protestierenden und lauten Strategie (»Flucht nach vorne«). Vieles spricht dafür, dass die unterschiedlichen Bewältigungsstrategien im Rahmen der Ich-Entwicklung schon sehr früh gebahnt werden, und – wenn sie einmal Bahnung erfahren haben – wenig veränderbar sind. Auch aus der Sicht der Lerntheorie heraus kann verstanden werden, dass einige Kinder gerade mit der hypomanischen Vorwärtsstrategie lernen, dass sie auf diese Weise weniger Schmerz und Depression erleben müssen. Grundsätzlich scheint das gehemmte, verängstigte Verhalten eher einer Veränderungsmöglichkeit zuführbar zu sein.

3.4 Zusammenwirken der verschiedenen Faktoren

Die in den vorherigen Abschnitten dargestellten Zusammenhänge und Faktoren zeigen auf, dass die reaktive Bindungsstörung – wie viele andere psychische Störungen im Kindes- und Jugendalter – letztlich aus einem Zusammenwirken sozialer, psychologischer und biologischer Faktoren hervorgeht. Dabei stellen die pathogene Fürsorge und sowohl familiale als auch institutionelle Risikobedingungen zwar per Definition einen Kernpunkt der Ätiologie dar – Umwelteinflüsse und genetische Einflüsse kommen aber als vermittelnde (mediierende) Mechanismen und moderierende Faktoren infrage (Gen-Umwelt-Interaktion).

In ◘ Abb. 3.1 sind mögliche Pfade des Zusammenwirkens sozialer, psychologischer und biologischer Faktoren schematisch dargestellt. Familiale Risikofaktoren (z. B. psychische Störungen bei den Eltern, Substanzmittelabusus, Partnerschaftskonflikte etc.) und institutionelle Risikofaktoren (Aufenthalt in einem Heim ohne ausreichende kontinuierliche Beziehungsangebote) können dazu führen, dass ein Kind unter Bedingungen einer pathogenen Fürsorge aufwächst. Pathogene Fürsorge ist im Wesentlichen durch ein Fehlen intuitiver elterlicher Kompetenzen und Handlungsdispositionen gekennzeichnet. Häufige Formen sind Bezugspersonenwechsel, Kindesmisshandlung und -vernachlässigung. In einem Teil der Fälle führt eine solche pathogene Fürsorge dazu, dass am Ende des ersten Lebensjahres in der standardisierten Fremden Situation unsichere, vor allem desorganisierte Bindungsmuster zwischen dem 1-jährigen Kind und seiner Hauptbezugsperson beobachtbar sind. Dies ist ein Weg, wie pathogene Fürsorge dazu führen kann, dass sich im Kind pathologische Dysregulationsprozesse entwickeln und festigen. Es gibt aber auch den direkten Weg von der pathogenen Fürsorge zur individuellen pathologischen Symptomatik, ohne dass das Auftauchen desorganisierter Bindungsmuster als mediierender Faktor eine Rolle spielt.

Aus den pathogenen Umwelt- und Beziehungsbedingungen entwickelt sich eine individuelle Pathologie im Kind selbst, d. h., die Erfahrungen unter solch ungünstigen Beziehungsgegebenheiten verdichten sich zu einer inneren pathologischen Struktur. Dass bei diesem Übergang genetische Faktoren sowohl im Sinne einer Vulnerabilität als auch im Sinne genetisch bedingter Resilienzfaktoren sowie weitere biologische Risiken (wie beispielsweise Gehirnentwicklung unter Alkohol- und Nikotineinfluss) und Temperamentsfaktoren eine Rolle spielen, kann man schon allein daran sehen, dass sich nicht alle Kinder unter den Bedingungen pathogener Fürsorge in Richtung individueller Pathologie entwickeln. Die intrapsychische pathologische Dynamik ist sowohl von biologischen als auch von psychologischen Dysregulationsmechanismen geprägt. Bei den biologischen Mechanis-

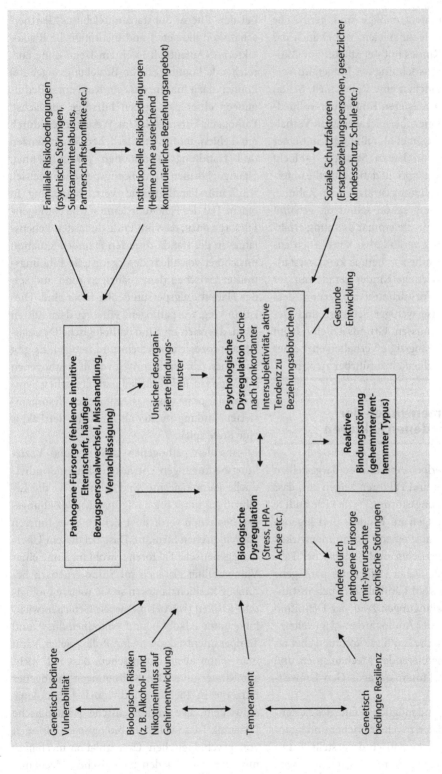

■ **Abb. 3.1.** Zusammenwirken sozialer, psychologischer und biologischer Faktoren

men spielt wahrscheinlich die HPA-Achsen- und Stressregulationsdynamik eine wesentlich Rolle, wobei diesbezüglich noch wenig gezielte Forschung vorliegt. Psychologische Dysregulationen des Kindes sind durch eine unaufhörliche Suche nach konkordanter Intersubjektivität, der fehlenden Identifizierung von Fremdheit sowie einer Tendenz, passive Erlebnisse in Aktives umzuwandeln, geprägt.

Allerdings sind diese Formen der Dysregulation relativ unspezifisch und können zusammen mit biologischen Risikofaktoren auch zu ganz anderen Formen der Psychopathologie führen, beispielsweise zu Störungen des Sozialverhaltens, zu Hyperaktivitätsstörungen oder emotionalen Symptomen. Auch ist es denkbar, dass sich ein Kind, bedingt durch genetische Resilienzfaktoren, aber auch infolge sozialer Schutzmechanismen (wie günstige Erfahrungen mit Ersatz-Beziehungspersonen, staatliche Kindesschutzmaßnahmen, positive Erfahrungen in der Schule etc.), trotz der beschriebenen ungünstigen psychologischen Mechanismen letztlich gesund entwickelt.

Eine charakteristische Verlaufsform von der pathogenen Fürsorge über eine psychologisch-biologischen Dysregulation hin zur individuellen Pathologie besteht dann in der Entwicklung einer reaktiven Bindungsstörung, die – je nach Temperamentseigenschaft oder sonstigen individuellen Unterschieden – die typischen Formen des gehemmten oder enthemmten Typus zeigen können.

Der Blick auf das Besondere: Störungsspezifische Diagnostik

Das Bild der reaktiven Bindungsstörung wird geprägt von einer früh einsetzenden und vom jeweiligen Kontext unabhängigen abnormen Beziehungsgestaltung, die sich von tiefgreifenden Entwicklungsstörungen unterscheidet und Folge von lang anhaltender pathogener Fürsorge ist. Kinder mit reaktiven Bindungsstörungen sind in atypischen Umweltbedingungen aufgewachsen, die meist durch erhebliche Vernachlässigung gekennzeichnet sind. Sie zeigen auffällige und gestörte Verhaltensweisen wie Mangel an Responsivität, starke Hemmungen, Hypervigilanz, indiskriminiertes Sozialverhalten oder durchgängige desorganisierte Bindungsmuster. Typisch ist die Abwesenheit klar identifizierbarer bevorzugter Beziehungsfiguren.

Als diagnostische Methoden kommen **Screening-Verfahren**, die **systematische Beobachtung** des Kindes und **diagnostische Interviews** zum Einsatz. Bei der Beobachtung befindet sich der Untersucher außerhalb des Beziehungsgeschehens und erfasst von dieser äußeren Position aus das Verhalten des Kindes. In der psychodynamischen Erstinterviewtechnik wechselt der geschulte Untersucher flexibel zwischen diesen beiden Positionen, ist in der sich entfaltenden Beziehung Teilnehmer und Beobachter zugleich.

4.1   Symptomatik

4.1.1   Screening

Zum Screening von für reaktive Bindungsstörung typische Beziehungsprobleme und Verhaltensweisen haben Minnis et al. (2007) den Relationship Problems Questionnaire (Beziehungsprobleme-Fragebogen) entworfen. Hierbei handelt es sich um eine Liste von 18 Verhaltensweisen, die von den Eltern mittels vier möglicher Antwortvarianten eingeschätzt werden können (»Genau wie mein Kind«, »Wie mein Kind«, »Ein bisschen wie mein Kind« und »Überhaupt nicht wie mein Kind«). Die interne Konsistenz

dieser Items (Kronbach-Alpha) betrug in einer Studie an 13.472 Zwillingen im Alter von 7 und 9 Jahren einer nichtklinischen Stichprobe 0,85. Mittels einer Faktorenanalyse (Principal Components Extraction Method/Varimax-Rotation) wurden 14 der Items in drei Faktoren gruppiert: Items zum Temperament, Items zu enthemmtem Verhalten und Items zu gehemmtem Verhalten. In einer Untersuchung, in der zusätzlich der Strength and Difficulties Questionnaire (SDQ, Stärken-und-Schwierigkeiten-Fragebogen) eingesetzt wurde, konnten diese drei Faktoren deutlich von anderen alterstypischen Symptomgruppen (Hyperaktivität, Verhaltensstörungen und emotionale Symptomen) unterschieden werden.

Drei Faktoren des Beziehungsproblem-Fragebogens
- Temperament-Items
  - neigt anlässlich neuer Dinge oder Situationen zur Ängstlichkeit
  - verhält sich jünger, als es seinem Alter entspricht
  - sehr »klammerig«/möchte dauernd in der Nähe sein
- Items zu enthemmtem Verhalten
  - kommt einem zu nahe
  - ist gegenüber Leuten, die sie/er nicht gut kennt, zu anschmiegsam
  - stellt oft sehr persönliche Fragen, obwohl er/sie nicht unverschämt sein möchte
  - ist gegenüber fremden Personen zu vertraut
- Items zu gehemmtem Verhalten
  - kann sich selbst gegenüber sehr aggressiv sein, indem er/sie negative Ausdrücke über sich selbst gebraucht, sich den Kopf anschlägt, sich schneidet etc.
  - ist gewissenlos

▼

- schaut manchmal vor Angst wie versteinert, ohne dass es einen offensichtlichen Grund gibt
- läuft häufig weg oder vermeidet eine Annäherung, wenn man sich ihm/ihr nähert
- seine/ihre Zuneigung hat eine »falsche« Qualität
- wenn man sich ihm/ihr nähert, weiß man nie, ob er/sie freundlich oder unfreundlich reagiert

4.1.2 Systematische Beobachtung

Die Beobachtung des Beziehungsverhaltens stellt ein zentrales Element der Diagnostik dar. Strukturierte Beobachtungen erlauben es dem Untersucher, zu erfassen, wie sich das Kind mit seinen Beziehungspartnern verhält und ob es im Beziehungsverhalten je nach unterschiedlichen Beziehungskontexten Unterschiede gibt. Hierzu ist es nötig, die Beobachtungssettings konstant zu halten und zu standardisieren. Die Amerikanische Akademie für Kinder- und Jugendpsychiatrie schlägt in ihren Praxisparametern vor, standardisierte Beobachtungsepisoden von Spiel sowie von Trennungs-/Wiedervereinigungsvorgängen anzuwenden. Dabei soll eingehend beobachtet werden, wie sich das Kind gegenüber einer vertrauten im Vergleich zu einer unvertrauten erwachsenen Person verhält.

Ähnlich wie in der Fremden Situation sollte ein gesundes Kind ein vertrauteres Verhalten gegenüber der bekannten Beziehungsperson an den Tag legen und sich von dieser unterstützen, gegebenenfalls trösten oder schützen lassen. Trennungen werden je nach Entwicklungsstand des Kindes als stressvoll erlebt. Gerade kleinere Kinder suchen in solchen Momenten Trost.

⚠ **Typische Verhaltensweisen von Kindern mit Bindungsstörungen sind durch einen Mangel an affektiv bedeutsamen Interaktionen mit vertrauten Bezugspersonen und eine inadäquate, undifferenzierte Beziehungsaufnahme mit unbekannten Personen geprägt. Die Aufnahme von Beziehungen zu Unbekannten ist entweder durch eine starke Zurückhaltung gegenüber den Unbekannten oder übergroße Nähe gekennzeichnet.**

Die Durchführung der eigentlichen Fremden Situation nach Ainsworth wird allgemein nicht empfohlen, weil sie eine zu große Standardisierung und damit eine Einschränkung der Verhaltensmöglichkeiten des Kindes beinhaltet. Deshalb ist ihre Anwendung im alltäglichen klinischen Setting weder möglich noch sinnvoll. Boris et al. (2004) schlagen eine strukturierte klinische Beobachtung im Rahmen einer Untersuchung mit Eltern (oder Ersatzpersonen) und Kind vor, welche in ◨ Tab. 4.1 dargestellt ist. Typische Zeichen von gestörtem Bindungsverhalten im Vergleich zu angemessenem Verhalten sind in ◨ Tab. 4.2 aufgeführt.

4.1.3 Klinisches Interview

Neben der Beobachtung des Kindes in verschiedenen Settings und innerhalb der Eltern-Kind-Beziehung ist das Einzelinterview mit dem Kind ein wesentlicher Teil der Diagnostik. Zunächst geht es darum, mit Bezugnahme auf Alter und Entwicklungsstand des Kindes festzustellen, ob das Kind sich überhaupt von seinen Eltern oder einer anderen vertrauten Beziehungsperson trennen kann und allein mit dem Interviewer in das Untersuchungszimmer geht. In der Regel machen Kinder mit enthemmten Bindungsstörungen dies in einer frühreif wirkenden Weise. Sie gehen mit dem Interviewer mit, ohne sich um den Abschied von den Eltern zu kümmern.

□ Tabelle 4.1 Strukturierter klinischer Beobachtungsablauf zur Abklärung bei Verdacht auf Bindungsstörung. (Mod. nach Boris et al. 2004)

Episode	Dauer	Beschreibung
Episode 1	5 Minuten	Der Untersucher beobachtet die Eltern mit dem Kind im freien Spiel. Insbesondere wird auf die Vertrautheit, das Beruhigungsverhalten und die Wärme des Kindes geachtet, während dieses mit den Eltern oder einer anderen vertrauten Beziehungsperson interagiert.
Episode 2	3 Minuten	Der Untersucher spricht mit dem Kind, nähert sich ihm und versucht, das Kind zum Spiel zu engagieren. Die meisten Kinder zeigen eine gewisse Zurückhaltung, insbesondere am Anfang, und lassen sich nicht so ohne Weiteres mit einer unbekannten Person ein.
Episode 3	3 Minuten	Der Untersucher nimmt das Kind auf den Arm und zeigt ihm ein Bild an der Wand oder schaut mit ihm zusammen aus dem Fenster. Diese Annäherung löst bei dem Kind meist einen gewissen Stress aus. Insbesondere werden das Ausmaß von Vertrautheit und Zufriedenheit des Kindes mit der fremden Person erfasst.
Episode 4	3 Minuten	Die Elternperson nimmt ihrerseits das Kind auf und zeigt ihm ein Bild an der Wand oder schaut mit ihm aus dem Fenster. Im Gegensatz zum Aufnehmen durch die fremde Person sollte sich das Kind offensichtlich zufriedener und vertrauter während dieser Aktivität zeigen.
Episode 5	3 Minuten	Der Kliniker verlässt den Raum. Diese Trennung sollte keine besondere Reaktion bei dem Kind auslösen, weil der Kliniker dem Kind ja unbekannt ist.
Episode 6	1 Minute	Der Kliniker kehrt zurück. Erneut sollte das Kind durch die Rückkehr der fremden Person nicht besonders betroffen sein.
Episode 7	3 Minuten	Die Elternperson verlässt den Raum. Das Kind sollte nun das Weggehen der Elternperson beachten, auch wenn es nicht offensichtliche Zeichen von Stress zeigt. Sollte sich das Kind sehr gestresst zeigen, ist zu erwarten, dass der Kliniker es nur wenig trösten kann.
Episode 8	1 Minute	Die Elternperson kehrt zurück. Die Wiederbegegnung des Kindes mit der Elternperson sollte zum Trennungsverhalten passen. War das Kind sehr gestresst, sollte es Trost bei der Elternfigur suchen. War es nicht gestresst, sollte es sich trotzdem wieder positiv auf die Elternperson einlassen, indem es beispielsweise ihr ein Spielzeug zeigt oder sie in eine Aktivität einbezieht oder ihr erzählt, was während der Abwesenheit passiert ist.

In der Regel sind solche Einzelinterviews bei Kindern ab dem vierten Lebensjahr angezeigt, wenn die Sprachfähigkeit sich entwickelt hat und das Kind in der Lage ist, kürzere Trennungen zu überbrücken und in einer symbolisierenden Weise (Erzählung, Spiel etc.) mit einer unbekannten Person umzugehen. Die Dauer eines solchen Interviews sollte an die Fähigkeit des Kindes angepasst werden, getrennt von den Eltern oder anderen vertrauten Beziehungspersonen ohne allzu großen Stress zurechtzukommen.

Da die Beziehungsstörung im Vordergrund der reaktiven Bindungsstörung steht, steht die Diagnostik der Beziehungsgestaltung im Zentrum der Evaluation. Der Untersucher wird sich orientieren, wie das Kind sich von seinen bekannten Bezugspersonen trennt und wie es dann Beziehung mit ihm als unbekannte Person aufnimmt. In der Regel erwarten wir von 3- bis 6-

▣ Tabelle 4.2 Typische Verhaltensweisen von Kindern mit Bindungsstörungen im Vergleich zu angemessenem Verhalten. (Mod. nach American Academy of Child and Adolescent Psychiatry 2005)

Bindungsart	Verhaltensweise	Beschreibung
Zuneigung	Angemessen	Das Kind zeigt gegenüber vertrauten Erwachsenen Zuneigung in verschiedenen Interaktionen
	Unangemessen	Das Kind zeigt in vielen sozialen Interaktionen kaum Zuneigung oder zeigt eine »promiskuöse« Zuneigung zu weitgehend unbekannten Erwachsenen
Trost suchen	Angemessen	Sucht Trost von ausgewählten erwachsenen Beziehungspersonen
	Unangemessen	Sucht keinen Trost in Situationen von Verletzung, Angst oder Krankheit; oder sucht Trost in einer bizarren oder ambivalenten Weise
Sich auf Hilfe verlassen	Angemessen	Ist geneigt, gezielt Hilfe bei vertrauten Beziehungspersonen zu suchen, wenn sich Probleme als zu schwierig dafür erweisen, sie selbst zu lösen
	Unangemessen	Zeigt sich in exzessiver Weise abhängig von der Beziehungsperson oder unfähig, die unterstützende Nähe der Beziehungsperson zu suchen und zu nutzen, wenn diese gebraucht wird
Zusammenarbeit	Angemessen	Ist in der Lage, ein kooperatives Verhalten mit Beziehungspersonen zu entwickeln
	Unangemessen	Geht praktisch nie auf Bitten und Forderungen der Beziehungsperson ein, fordert von der Beziehungsperson hauptsächlich Bedürfnisbefriedigung ein; oder ist in furchtsamer Weise übergehorsam gegenüber der Anleitungen durch die Beziehungsperson (»zwanghafter Gehorsam«)
Explorationsverhalten	Angemessen	Nutzt die vertraute Beziehungsperson als eine sichere Basis, von der aus er/sie sich vorwagt und in einer unvertrauten Umgebung exploriert

⊡ Tabelle 4.2 Fortsetzung

Bindungsart	Verhaltensweise	Beschreibung
	Unangemessen	Zeigt in unbekannten Situationen oder während es sich entfernt kein Rückversicherungsverhalten gegenüber der vertrauten Beziehungsperson; oder ist praktisch überhaupt nicht bereit, sich von der Beziehungsperson zu entfernen, um in unbekannten Bereichen zu explorieren.
Kontrollverhalten	Angemessen	Zeigt kaum Hinweise von kontrollierendem Verhalten gegenüber der Beziehungsperson
	Unangemessen	Überbesorgtes und/oder altersinadäquates Kontrollverhalten oder exzessiv bestimmendes, fast strafendes Kontrollverhalten gegenüber der Beziehungsperson
Reaktion auf Wiedervereinigung nach Trennung	Angemessen	Sucht angesichts von Trennungsstress bei der Wiederbegegnung Trost bei der Beziehungsperson; oder etabliert, falls nicht gestresst, eine positive Wiederbegegnung mit nonverbalen und verbalen Kommunikationsmitteln und positivem Affekt; oder teilt der Beziehungsperson mit, was während der Trennung passiert ist
	Unangemessen	Zeigt nach der Trennung keine Interaktion mit der Beziehungsperson, zeigt aktives Vermeidungsverhalten, ignoriert die Beziehungsperson, zeigt intensive Wut oder offensichtlichen Mangel an Zuneigung; oder erreicht keine Stressverminderung nach der Trennung; oder zeigt desorganisiertes Bindungsverhalten
Reaktion gegenüber Fremden	Angemessen	Zeigt anfängliche Zurückhaltung gegenüber dem Fremden, vor allem in unbekannten Umgebungen
	Unangemessen	Lässt sich sofort ohne jedes Zögern auf eine Interaktion mit dem Fremden ein, sucht starken physischen Kontakt, ohne sich bei einer bekannten Beziehungsperson zu vergewissern, ist sofort bereit, die vertraute Beziehungsperson zu verlassen und ohne Protest mit einem Fremden mitzugehen

jährigen Kindern, dass sie sich nach und nach auf die Beziehung zum Untersucher einlassen, insbesondere wenn sie den Untersucher schon etwas besser kennen gelernt haben. Ein bindungsgestörtes Kind kann gerade in den ersten Momenten des Interviews entweder mit einer überschnellen Beziehungsaufnahme reagieren oder in bizarrer, übersteigerter Art geängstigt wirken. Manchmal lassen sich Kinder zwar im ersten Moment auf die fremde Person ein, entwickeln dann aber – im Laufe des Interviews – vermehrt Trennungsängste, welche sie mittels Spiel und Sprache zu bewältigen versuchen. Die gestörten Muster der Beziehungsgestaltung bei bindungsgestörten Kindern sind dagegen meist rigide während des gesamten Interviews vorhanden.

Zur Verdeutlichung werden im Folgenden Ausschnitte aus Interviews mit zwei 5-jährigen Kindern einander gegenübergestellt.

Anna

Die 5-jährige Anna wurde mir vorgestellt, weil sie an einer frühen Essstörung litt, die stark im Zusammenhang mit einer angeborenen Stoffwechsel-Erkrankung stand. Anna lebte zusammen mit ihren Eltern und einem älteren Bruder in geordneten sozialen Verhältnissen. Nachdem sie mehrmals bei Gesprächen, die ich mit den Eltern führte, dabei gewesen war, lud ich sie zu einem Einzelinterview ein. Die Mutter hatte etwas Bedenken, ob Anna sich wohl von ihr trennen würde.

Anna kam zusammen mit ihrer Mutter in den Raum. Ich fragte sie, ob sie es lieber hätte, dass die Mutter dabei bliebe, worauf sie sofort sagte: »Mama soll rausgehen.« Die Mutter verließ, selbst ein wenig überrascht, den Raum, ohne dass es eine größere Verabschiedung zwischen den beiden gab. Anna stürzte sich nun gleich auf die bereitgestellten Malstifte und fing an, große Kreise auf Papier zu malen. Ich fragte sie, ob ich mitmalen dürfe, was sie bejahte. Ich malte auch Kreise, anfangs in einiger Entfernung von ihren Kreisen, später ließ ich meine Kreise ihre Kreise berühren. Sie kreiste

daraufhin meine Kreise ein, was mich zu der Bemerkung veranlasste, dass ja meine Kreise von ihr verschluckt würden. Nun fing sie an, meine Kreise zu übermalen. Ich sagte: »Oh, da verschwinden meine Kreise ja, die gibt es dann nicht mehr.« Sie setzte den Vorgang mit immer größerer Lust fort. Kein einziger Strich von mir durfte mehr sichtbar sein.

Plötzlich hielt sie inne, setzte sich ganz steif auf und zeigte einen besorgten bis depressiven Affekt. Ein Fortführen des Spiels war nicht möglich. Weinerlich sagte sie nun, die Mama solle kommen. Ich versuchte, sie zu beruhigen, und erinnerte sie daran, dass sie ja die Mama gerade erst weggeschickt hatte. Weil sie sich nicht beruhigen ließ, öffneten wir gemeinsam die Tür des Raums, um zu schauen, ob die Mutter noch anwesend sei. Die Mutter war aber offensichtlich weggegangen. Wir einigten uns darauf, dass die Tür angelehnt bleiben sollte, um eine Rückkehr der Mutter jederzeit bemerken zu können. Anna war zu diesem Zeitpunkt recht betrübt, ich konnte sie aber doch wieder in ein Spiel involvieren. Insbesondere war sie begeistert davon, als wir dem Sceno-Kasten die Autos entnahmen und mit diesen ein Spiel begannen. Sie liebte es, die Autos zusammenstoßen und verunglücken zu lassen. Im Laufe dieses aktiven Spiels wurden ihre negativen Affekte abgemildert, sie wurde wieder funktions- und spielfähiger. Als sie am Ende von der Mutter wieder abgeholt wurde, gab es kaum eine liebevolle Begrüßung zwischen den beiden. Man ging quasi zum Alltag über.

Jacob

Der 5-jährige Jacob kam in kinderpsychiatrische Abklärung wegen kaum regulierbarer Verhaltensprobleme, die er angeblich nur im Kindergarten zeigte. Er stammte aus ärmlichen Verhältnissen, die Familie lebte von Sozialhilfe. Der Vater, der neben der Mutter das Sorgerecht hatte, war gerade aus der Haft entlassen worden, in welcher er wegen der Misshandlung seiner Kinder aus erster Ehe einsaß.

4

Jacob wurde ebenfalls von seiner Mutter gebracht und zeigte keinerlei Zögern, mit mir als unbekannter Person in das fremde Zimmer zu gehen. Nach einigen einleitenden Fragen nach Alter, Geschwister etc. schlug ich Jacob das Spiel mit dem Sceno-Kasten vor. Jacob wählte zunächst einen blauen Holzklotz und dann die Kuh, die er auf den Deckel stellte. Er schaukelte die Kuh so stark, dass sie umfiel. Das machte Jacob so viel Spaß, dass er nun den ganzen Kasten ausschütten wollte, was ich verhinderte. Er lachte etwas provozierend, nahm die Autos aus dem Kasten und schmiss sie mit großer Kraft auf den Deckel. Dann nahm er das Kästchen mit den vielen Kleinspielsachen und schüttete es aus. Er nahm noch weitere Gegenstände, die er ähnlich planlos umherwarf, um dann schließlich mich damit zu konfrontieren, dass er nun mit etwas anderem spielen wolle. Dann nahm sich Jacob die kleine Spielzeug-Eisenbahn und spielte mit ihr, versuchte dabei größere Gegenstände auf die Eisenbahnwaggons zu legen. Plötzlich brach er das Spiel ab und ging zum Schrank, den er aufzumachen versuchte. Als er ihn nicht öffnen konnte, ging er verärgert zur Zimmertür und wollte den Raum verlassen. Als ich dies verhinderte, nahm er Gegenstände des Kastens und schlug mit ihnen wild herum. Er ließ sich nicht in ein Spiel involvieren.

Nun machte er das Licht im Zimmer an und aus und lachte dabei in abgehackter Form. Als ich ihn bat, das Licht wieder anzumachen, lachte er in einer eigenartig »gackernden« Weise. Plötzlich rannte er zu mir, während ich noch auf dem Boden saß, setzte sich mir auf den Schoß und kuschelte sich eng an mich. Dabei lachte er glucksend. Von meinem Schoß aus sprang er immer wieder zum Lichtschalter, um diesen an- und auszuknipsen. Plötzlich rannte er wieder zum Sceno-Kasten und versuchte, diesen komplett auszuschütten. Als ich ihn erneut daran hinderte, entfernte er sich rasch von mir. Dann sagte er:»Wir müssen den Notarzt anrufen« und tat so, als würde er telefonieren. Er erzählte:»Guten Tag, die Mama ist im Krankenhaus. Einer ist tot und einer ist fort, einer ist aufgefressen.« Nun spielte er mit großer Lust Notarzt, Polizei und

Feuerwehr. Immer wieder ging es darum, dass das Haus brennt und die Feuerwehr und der Notarzt kommen müssten. Er nahm einen schlauchartigen Gegenstand und spielte, wie er alles Mögliche löschte, auch meinen brennenden Kopf. Er steckte dann verschiedene Bauklötze in seine Hosentasche und versuchte, diese später beim Abschied mitzunehmen. Das Spiel ging nun eine Weile in dieser Form weiter, ohne dass eine wirkliche Entwicklung zu beobachten war. Verschiedene, wohl als traumatisch erlebte Ereignisse zu Hause kamen dabei zur Sprache. Als ich ihm ankündigte, dass unsere Zeit nun vorbei war, stürzte er aus dem Zimmer und rannte davon, ohne sich zu verabschieden.

Beide Kinder zeigten in ähnlich strukturierten Untersuchungssituationen deutliche Beziehungsauffälligkeiten. Vor allem war auffällig, dass sie sich von ihren vertrauten Bezugspersonen kaum verabschiedeten und ohne jedes Zögern in Interaktion mit mir als fremder Person traten, wie es typisch für eine **ambivalente Bindung** gegenüber ihrer Mutter im Sinne der Bindungsklassifikation nach Ainsworth schien. Bei Anna basierte diese Ambivalenz wahrscheinlich auf einer konflikthaften Beziehungsentwicklung im Rahmen ihrer körperlichen Grunderkrankung und der mit ihr verbundenen Beziehungsambivalenzen. Sie hatte aber gute Strukturen entwickelt, die ihr den Zugang zur symbolischen Ebene in Sprache und Spiel ermöglichte, um so Konflikte zu bewältigen. Mich nutzte sie diesbezüglich als Hilfs-Ich oder als Person, auf der sie ihre Beziehungsschwierigkeiten übertrug.

Jacob dagegen zeigte deutliche Zeichen einer **enthemmten Bindungsstörung**, indem er nämlich keinerlei Unterschied im Umgang mit seiner Mutter und mir machte. Er nutzte mich im Wesentlichen als eine Person, welche ihm ein Maximum an Lustbefriedigung bringen sollte, und entfernte sich von mir sofort, wenn ich ihm Einschränkungen zumutete.

Anna war in ihrer Affektivität sehr viel mehr spürbar. Zunächst wehrte sie mögliche negative Affekte im Rahmen der Trennung von ihrer Mutter in hypomanischer Weise ab, um im Laufe der Untersuchung dann aber durchaus Besorgnis- und Trennungsschmerz zu zeigen. Ich war mir jederzeit darüber im Klaren, wo sie affektiv stand.

Bei Jacob blieb ich dagegen völlig im Unklaren. Der affektive Wechsel zwischen überfreundlichem Nähe-Suchen und feindlicher Abweisung war übergangslos und schwer kalkulierbar. Er zeigte im Spiel zwar durchaus auch Ansätze zur Bewältigung seiner Geschichte erlebter negativer Ereignisse, war aber nicht in der Lage, mich diesbezüglich als Beziehungsperson zu nutzen und ein konstruktives sich weiterentwickelndes Spiel zu entwickeln. Seine Impulssteuerung war erheblich eingeschränkt. Ich wurde als Gegenüber (Objekt) mehr gebraucht, als dass er mit mir in Beziehung trat. Eine wirklich sinnvolle, integrierende Kommunikation kam nicht zustande. Seine Steuerungsfähigkeit war dabei sehr eingeschränkt. Während Annas Beziehungsgestaltung Ausdruck einer ambivalenten Bindung zu ihrer Mutter, aber keinesfalls einer Bindungsstörung war, zeigte Jacob wichtige Symptome einer enthemmten Bindungsstörung.

Ein gutes Instrument, um solche eher unstrukturierten Untersuchungs- und Interviewsituationen mit einer gewissen Standardisierung auszuwerten, stellt die **Operationalisierte Psychodynamische Diagnostik im Kindes- und Jugendalter (OPD-KJ)** dar (Arbeitskreis OPD-KJ 2007). Hierbei handelt es sich um ein multiaxiales psychodynamisch orientiertes Diagnostik-System, in welchem die psychodynamisch relevanten diagnostischen Achsen »Beziehung«, »Konflikt«, »Struktur« und »Behandlungsvoraussetzungen« in standardisierter Weise eingeschätzt werden. Für die Diagnostik der Bindungsstörung sind vor allem die Achse »Beziehung« und die Achse »Struktur« relevant.

Die **Beziehungsachse** geht von einem Circumplex-Modell aus, in welchem in der Beziehung zu beobachtende Affekte auf der einen und Kontrolle auf der anderen Seite kodiert werden.

> ❗ **Typisch für Kinder mit reaktiven Bindungsstörungen ist, dass die Beziehungskonstellationen innerhalb der Untersuchungssituation mit einer Person extrem schnell wechseln können und kein stimmiges Bild des Beziehungsverhaltens entsteht.**

Bei der **Strukturachse** geht es darum, bereits intrapsychisch strukturierte Verhaltens- und Erlebensdispositionen zu charakterisieren (Steuerung, Selbst- und Objekt-Erleben, kommunikative Fähigkeiten). Diese Einschätzungen müssen immer anhand des Entwicklungsstandes des Kindes bewertet werden.

Typisch für Kinder mit reaktiven Bindungsstörungen ist auch, dass bereits am Ende des fünften Lebensjahres eine relativ starke Steuerungsschwäche vorliegt (bezogen auf Affekt, Selbst-Gefühl, Impuls und Konfliktbewältigung). Das Selbst-Erleben ist vom Objekt-Erleben nicht richtig getrennt. Wir sprechen von einer **mangelnden Selbst-Objekt-Differenzierung.**

So hatte beispielsweise Jacob nur wenige Konzepte dafür, dass seine Bedürfnisse sich von den meinigen unterscheiden könnten und dass man aufeinander Rücksicht nehmen müsse. Im kommunikativen Bereich war es für mich schwierig, seine Affekte zu entschlüsseln. Ich hatte auch das Gefühl, dass seine eigenen Affekte für ihn keine Rolle spielten. Die Kommunikation im Spiel und die Möglichkeit zur Symbolisierung halfen uns nicht, die offensichtlich auftauchenden problematischen Affekte und Impulse zu integrieren.

Wichtig ist, dass nicht nur eine Untersuchung, sondern mehrere stattfinden, damit man das Kind auch über einen gewissen Zeitraum hin erlebt. Eine volle diagnostische Abklärung umfasst mindestens drei Konsultationen. Bei Unsicherheit der Diagnose und bei größeren Schwierigkeiten des Kindes in Schule, Elternhaus oder sonstigen relevanten Beziehungssettings kann auch eine tagesklinische oder vollstationäre Diagnostik indiziert sein.

4.2 Störungsspezifische Entwicklungsgeschichte

Eine Voraussetzung für die Diagnosestellung einer reaktiven Bindungsstörung ist, dass in der Vorgeschichte Phasen von **pathogener Fürsorge** wie Vernachlässigung und/oder Misshandlung/ Missbrauch, Betreuung in wechselnden Pflegefamilien oder in Kinderheimen vorkommen. Es ist bei der Anamnese-Erhebung nicht immer ganz einfach, solche Informationen zu erhalten oder zu verifizieren. Führt man das Anamnese-Gespräch mit den Eltern des Kindes und haben die misshandelnden, vernachlässigenden Verhaltensweisen innerhalb der Familie stattgefunden, so werden die Eltern zögern, Informationen hierüber preiszugeben. Oft befürchten sie, dass der Untersucher diese Vorkommnisse den Jugendschutzbehörden meldet und sie möglicherweise das Sorgerecht für ihre Kinder verlieren könnten.

> ❗ Eine Haltung, die auch die Not der Eltern selbst und deren Motive, die zu dem pathogenen Fürsorgeverhalten geführt haben, anerkennt, ist am ehesten geeignet, ein Arbeitsbündnis mit den Eltern herbeizuführen, das durch höchstmögliche Offenheit geprägt ist.

Gleichzeitig ist es aber wichtig, den elterlichen Bezugspersonen die Grenzen einer solchen verstehenden Haltung deutlich zu machen und den Kindesschutz in den Vordergrund zu rücken. Gelangt der abklärende Untersucher zu dem Schluss, dass erheblich schädigendes Fürsorgeverhalten fortdauernd wirksam ist, so ist er dem **Kindesschutz** verpflichtet und muss unter Umständen die **ärztliche Schweigepflicht außer Kraft** setzen und die Gefährdung des Kindes den Jugendschutzbehörden melden.

Eine höchstmögliche Offenheit im Umgang mit dieser schwierigen Abwägung verbessert die Kooperation mit den Eltern, auch wenn diese über das Vorgehen des Arztes verärgert sein mögen. Insbesondere in Fällen einer psychischen Krankheit und/oder eines Substanzmittelabusus der Eltern kann die Würdigung dieses Krankheitszustandes durch den untersuchenden Kliniker die Voraussetzung für eine angemessene Einschätzung der Situation des Kindes in seiner Familie sein. Für eine realistische Risikoabwägung ist es wichtig, zu beachten, dass bestimmte Störungen – wie beispielsweise Psychosen oder auch Drogenkonsum – phasenweise auftreten und während der Krankheitsphasen das Wohl des Kindes gefährdet ist. Trotz (meist in symptomfreien Phasen) vorhandener guter Vorsätze der Eltern ist eine realistische Risikoabwägung unter Einbeziehung der Eltern entscheidend.

Sind die Eltern des Kindes nicht erreichbar und wird das Kind von anderen Bezugspersonen zur kinderpsychiatrischen Abklärung gebracht (Pflegeeltern, Adoptiveltern oder Heimpädagogen), ist es manchmal schwer, einen anamnestischen Überblick über den Verlauf der kindlichen Entwicklung zu erhalten und lückenlos zu rekonstruieren, von wem das Kind wann, wie und mit welcher Qualität betreut wurde. Hier müssen Jugendämter dazu motiviert werden, ihre Akten zu öffnen und dem abklärenden Kliniker wichtige Informationen zu liefern, beispielsweise aus den Zeiten vor einer Adoption des Kindes. Für die Sicherung der Diagnose »reaktive Bindungsstörung« bei einem älteren Kind ist es erforderlich, dass es in der früheren Kindheit beweisbare Phasen von Vernachlässigung und anderen Formen der pathogenen Fürsorge gab und dass das auffällige Beziehungsverhalten bereits vor dem fünften Lebensjahr aufgetreten ist. Hier ist manchmal eine »detektivische« Rekonstruktionsarbeit gefordert. Darüber hinaus ist zu eruieren, welche Ersatz-Bezugspersonen dem Kind in Phasen von Trennung und elterlicher Vernachlässigung zur Verfügung standen.

Konnte beispielsweise eine liebevolle Großmutter Phasen der elterlichen Dekompensation überbrücken? Oder war eine Nachbarin in der Not eingesprungen? Je schlechter die Betreuungs- und Pflegequalität über längere Zeit war, umso höher ist die Wahrscheinlichkeit, dass Formen der pathogenen Fürsorge zu der Entwicklung der Störung geführt haben.

Wichtig ist auch, Berichte der Eltern über frühe Temperamentscharakteristika und Beziehungsverhalten ihrer Kinder genau anzuhören. Zum einen kann man hieraus indirekt schließen, wie viel Aufmerksamkeit die Eltern dem Kind in der frühen Phase seiner Entwicklung gewidmet haben: Fehlen Informationen praktisch komplett, ist die Hinwendung zum Kind wahrscheinlich ungenügend gewesen. Zum anderen kann man so wichtige Informationen zum Bindungsverhalten des Kindes sammeln. So sollte man detailliert erfragen, wie ein Kind Trost und Beruhigung gesucht hat, als es zum ersten Mal Fremdeln und Trennungsängste zeigte. Geben Eltern an, ihr Kind habe nie gefremdelt, so zeugt dies entweder von einem bereits früh vorhandenen Fehlen von spezifischem Bindungsverhalten oder von einem elterlichen Mangel an Aufmerksamkeit gegenüber den affektiven Signalen des Kindes. Des Weiteren sollten erfragt werden:

- die Erscheinungsformen typischer Autonomie-Entwicklung im zweiten Lebensjahr,
- die Art und Weise der Sauberkeitserziehung,
- das Trotzverhalten,
- die Zeichen sexuellen Interesses und möglicherweise vorhandener Auto-Stimulationen.

Das Vorhandensein früher Stereotypien wie beispielsweise Jactatio capitis sind ebenfalls Hinweise von frühen Deprivationserlebnissen.

Formen pathologischer Fürsorge
- außerfamilial
    - inkonstantes Beziehungsangebot in Kinderheimen mit einem quantitativ zu geringen Pflegeschlüssel und/oder qualitativ nicht ausreichender Pflegequalität
    - durch unangemessene Einstellungen geprägtes Beziehungsangebot in Pflege- oder Adoptivfamilien
    - häufiger Wechsel der Betreuungsformen zwischen Kinderheimen, Pflegefamilien und Adoptivfamilien
- intrafamilial
    - wiederholte und/oder lang anhaltende Abwesenheit eines oder beider Elternteile ohne ausreichend gute Ersatzbeziehungen
    - nicht ausreichende emotionale Zuwendung und/oder Beziehungsabbrüche durch Eltern aufgrund eigener psychischer Erkrankung (wie Depressionen, Psychosen, Persönlichkeitsstörungen)
    - nicht ausreichend emotionale Zuwendung und/oder Beziehungsabbrüche wegen Suchtmittelabhängigkeit der Eltern

---

Auch bei einfühlendem Verständnis für die Not der Eltern müssen Kindesgefährdungen durch pathologische elterliche Fürsorge (Misshandlung, Missbrauch, Vernachlässigung) erkannt und benannt werden. Ist die Kindesentwicklung durch die pathologische elterliche Fürsorge erheblich gefährdet, muss kritisch zwischen dem Rechtsgut der ärztlichen Schweigepflicht auf der einen und dem Erfordernis des Kindesschutzes auf der anderen Seite abgewogen werden, wobei das Kindeswohl oberste Priorität hat. Es ist sinnlos und manchmal sogar schädlich, psychotherapeutische Interventionen bei gleichzeitig fortbestehenden von Misshandlung, Missbrauch und/oder Vernachlässigung geprägten Lebensbedingungen des Kindes anzubieten.

4.3   Komorbidität und Begleitstörungen

Kinder, die aus vernachlässigenden Milieus stammen, weisen oftmals mehrfach bedingte Risiken für Entwicklungsverzögerungen auf. Bereits während der Schwangerschaft können negative Einflüsse (Alkoholkonsum, Nikotin- und Drogenmissbrauch) zu hirnorganischen Beeinträchtigungen führen – mit Verzögerungen in der Sprachentwicklung und in anderen kognitiven Bereichen. Deshalb sind eine genaue Erfassung sowohl des Entwicklungsstandes als auch von Teilleistungsstörungen sowie eine eingehende neuropädiatrische Untersuchung angezeigt. Gerade häufig vorhandene pränatale Schädigungen können dazu führen, dass schon der Säugling und das Kleinkind in seiner Verhaltensregulation eingeschränkt sind, häufig schreien sowie Schlaf- und Fütterstörungen aufweisen. Solche **frühen Regulationsstörungen** können in auffälliges Hyperaktivitätsverhalten und in Aufmerksamkeitsdefiziten einmünden. Es ist deshalb nicht selten, dass reaktive Bindungsstörungen und **Aufmerksamkeitsdefizit-/Hyperaktivitätsstörungen (ADHS)** miteinander verknüpft sind.

Eckt dann das Kind mit seinem Verhalten häufig im sozialen Kontext an und wird es deshalb in Kindergarten und Schule abgewertet und ausgeschlossen (Perren et al. 2006), so kann sein Selbstwertgefühl stark leiden und sich in einer Art »Flucht-nach-vorn«-Verhalten durch negative Selbstzuschreibungen gekennzeichnete Identität (»negative Identität«) zuziehen. Die Trias Bindungsstörung/ADHS/Störung des Sozialverhaltens entwickelt sich dann auf komplexeste Weise, ohne dass die einzelnen ätiologischen Komponenten klar voneinander zu differenzieren wären.

Positive Beziehungsangebote, wie sie dem Kind von engagierten und einfühlsamen Lehrern, Leitern von Sportgruppen oder auch Gleichaltrigen trotz seines aneckenden Verhaltens entgegengebracht werden, können im Laufe der Vorschul- und Schulentwicklung die schwierige Verhaltens- und Beziehungsmuster »abpuffern« helfen (Hauser et al. 2006). Es gibt in der neueren Forschung Hinweise darauf, dass früh vorhandene desorganisierte Bindungsmuster in der Bezugsperson-Kind-Beziehung das Risiko in sich tragen, langfristig in Persönlichkeitsstörungen zu münden, insbesondere in Emotionale Persönlichkeitsstörungen vom Borderline-Typus (Fonagy et al. 2000; Gunderson u. Lyons-Ruth 2008; Lyons-Ruth u. Spielman 2004).

4.4   Apparative Diagnostik und Testdiagnostik

Die im Abschnitt 4.1 beschriebenen standardisierten Untersuchungsgänge können sinnvollerweise mittels Videoaufnahmen dokumentiert werden – vorausgesetzt, dass Kind und Eltern zustimmen. Die Aufnahmen dienen einer detaillierten Auswertung und Dokumentation des Trennungs- und Wiederannäherungsverhalten von Kindern und ihren Bezugspersonen. Dabei werden mehrere auf die Eltern und das Kind gerichtete Kameras, deren Aufnahmen auf einen Videoscreen zusammengeschnitten werden, eingesetzt. Auch ist das Verhalten des Kindes gegenüber mehreren Bezugspersonen, insbesondere Mutter und Vater, in triadischen Settings am ehesten durch Filmdokumentation auswertbar. Typische Untersuchungssettings sind das Lausanner Spiel-zu-dritt (Corboz Warnery et al. 1993; Fivaz-Depeursinge u. Corboz-Warnery 1999) sowie eine an die Ainsworth-Fremdenuntersuchung angelehnte Beobachtungssequenz, in der beide Eltern einbezogen werden und triadische Interaktionen systematisch erfasst werden können (von Klitzing et al. 1999).

Beim Kind jenseits des Alters von 2 Jahren spielen systematische Spielbeobachtungen eine wichtige Rolle. Paula F. Kernberg (2000) hat hierzu ein Instrument vorgelegt, das es ermöglicht, verschiedene **typische Spielstile** verschiedenen Störungsbildern zuzuordnen. Wie in dem oben angeführten Fallbeispiel gezeigt, zeichnet sich das Spiel von misshandelten, vernachlässigten und traumatisierten Kindern durch eine Zirkularität aus, in welcher katastrophale Szenen das Spiel des Kindes stark prägen und der Spielverlauf zirkulär immer wieder zu diesen unverarbeitet wirkenden Ereignissen zurückkehrt, ohne dass es hierzu Lösungen gibt.

Auch haben sich **projektive Geschichten-Erzähl-Tests**, beispielsweise die MacArthur Story Stem Battery (Emde 2003; von Klitzing et al. 2000), als diagnostisch relevant erwiesen. Hier werden Kindern Geschichtsanfänge mit typischen Konflikt- und Bindungsthemen erzählt, die auf dem Höhepunkt des Konflikts unterbrochen werden. Das Kind wird dann gebeten, zu zeigen und zu erzählen, wie die Geschichte weitergeht.

❗ **Kinder mit Traumatisierungen und Bindungsstörungen erzählen sehr häufig dissoziativ anmutende Geschichten, die weder zum Lösen eines Konflikts beitragen noch einen kohärenten Erzählstil aufweisen. Im Sinne des Wiederholungszwangs versucht das Kind, traumatisch Erlebtes immer wieder in die Erzählung einzubringen, ohne dass es ihm gelingt, Lösungen zu finden.**

Darüber hinaus ist es wichtig, den Stand der kognitiven Entwicklung des Kindes genau zu erfassen (im Vorschulalter z. B. mit der Kaufman Assessment Battery for Children [K-ABC] und im Schulalter z. B. mit dem Hamburg-Wechsler-Intelligenztest [HAWIK]). Sprachtests und schulische Fertigkeitstests zur Ermittlung von Teilleistungsstörungen sind im Sinne einer Leistungs- und Intelligenzdiagnostik ebenfalls an-

gemessen. Im Fall von nicht selten im Rahmen von Deprivationsverläufen vorhandenen Wachstums- und Gedeihstörungen sind Abklärungen beim pädiatrischen Endokrinologen zur differenzialdiagnostischen Beurteilung angezeigt.

Unterscheiden ist wichtig: Differenzialdiagnostik und multiaxiale Bewertung

5.1   Identifizierung von Leitsymptomen

Im Gegensatz zu den meisten anderen, rein auf die Phänomenologie ausgerichteten kinder- und jugendpsychiatrischen Diagnosen verlangt die Diagnose einer reaktiven Bindungsstörung das Vorhandensein sowohl spezifischer Symptome als auch spezifischer Ursachen.

> **Leitsymptome der reaktiven Bindungsstörung**
> - ein deutlich gestörtes und entwicklungsinadäquates soziales Bindungs- und Beziehungsverhalten
> - pathogene Fürsorge als Ursache für das gestörte Beziehungsverhalten in Form von Missachtung emotionaler und körperlicher Bedürfnisse sowie einem unzureichend kontinuierlichen Beziehungsangebot
> - Beginn der Störung schon vor dem fünften Lebensjahr

Zur Identifizierung der charakteristischen Symptome erfordert es zum einen die Beobachtung des Kindes im Zusammenspiel mit seinen Bezugspersonen und zum anderen eine eingehende Beschäftigung des Untersuchers mit dem Kind in Form eines Interviews und/oder gemeinsamen Spiels. Zur Klärung der Fragen, ob die Störung bereits vor dem fünften Lebensjahr begonnen hat und wie die Beziehungsbedingungen in den ersten Lebensjahren waren, ist eine eingehende und ausführliche Anamnese notwendig. Die Anamnese-Erhebung ist manchmal aus Ermangelung an verlässlichen Angaben oder auch aufgrund der Abwesenheit der frühen Bezugspersonen nicht einfach.

> ❗ Um die zweite wichtige Voraussetzung (Störung ist durch das Vorliegen einer pathogenen Fürsorge entstanden) zu evaluieren, bedarf es einer ebenso gründlichen Diagnostik des Beziehungsumfeldes des Kindes.

Hierzu muss der Untersucher die wesentlichen Betreuungspersonen (Eltern, Pflegeeltern, Heimerzieher etc.) kennen lernen, mit ihnen ausführliche Gespräche führen und auch deren Beziehungsverhalten mit dem Kind beobachten. Um möglicherweise pathogene Fürsorge- und Umgebungsbedingungen sowie Deprivationsmerkmale überhaupt feststellen zu können, ist in vielen Fällen ein **Hausbesuch** durch eine entwicklungspsychologisch geschulte Person sinnvoll. Hierbei können Umgebungsbedingungen im häuslichen Rahmen evaluiert werden, z. B.
- kindgerechte Wohnungseinrichtung,
- anregende Spielgegenstände,
- das Maß an Stimulation durch Medien und Internetspiele,
- Pflegezustand des Kindes im Alltag,
- Verhalten der Eltern und Pflegepersonen.

Diese Evaluation ist entscheidend, wenn es Hinweise dafür gibt, dass die pathogene Fürsorge nach wie vor auf das Kind einwirkt, es beispielsweise immer noch vernachlässigt sowie emotional und/oder körperlich misshandelt wird.

Die mit pathogener Fürsorge verbundenen oder diese verursachenden Formen psychosozialer Risiken kann bei der Diagnosestellung nach ICD-10 auf der fünften Achse (»assoziierte, aktuelle abnorme psychosoziale Umstände«, Remschmidt et al. 2006) kodiert werden.

> **Die Kategorien der fünften Achse der ICD-10 (assoziierte, aktuelle abnorme psychosoziale Umstände)**
> - keine signifikante Verzerrung oder unzureichende psychosoziale Umstände
> - abnorme intrafamiliale Beziehungen
> - psychische Störungen, abweichendes Verhalten oder Behinderung in der Familie
> ▼

- inadäquate oder verzerrte intrafamiliale Kommunikation
- abnorme Beziehungsbedingungen
- abnorme unmittelbare Umgebung
- akute belastende Lebensereignisse
- gesellschaftliche Belastungsfaktoren
- chronische zwischenmenschliche Belastungen im Zusammenhang mit Schule oder Arbeit
- belastende Lebensereignisse/Situationen infolge von Verhaltensstörungen/ Behinderung des Kindes

Die Achse beschreibt methodisch diejenigen Aspekte der psychosozialen Situation des Kindes, die in Bezug auf den Entwicklungsstand des Kindes, seinen Erfahrungsschatz und die herrschenden soziokulturellen Umstände signifikant von der Norm abweichen. Die auf dieser Achse einbezogenen Kategorien wurden ausgewählt, weil man aus Erfahrung weiß, dass sie signifikante psychiatrische Risikofaktoren darstellen können. Die meisten Kodierungen beziehen sich auf einen 6-Monats-Zeitraum. Jede Kodierung umfasst eine fünfstufige Einschätzungsskala. Diese reicht von der Umschreibung »Die beschriebenen Umstände waren in dem beschriebenen Zeitraum sicher vorhanden« bis zu »Sich im Normbereich bewegende Ausprägung«, beinhaltet aber auch die Kategorie der fehlenden und unzureichenden Information, um die Situation einzuschätzen.

Abnorme psychosoziale Umstände (ICD-10)

- abnorme intrafamiliale Beziehung
  - Mangel an Wärme in der Eltern-Kind-Beziehung
  - Disharmonie in der Familie zwischen Erwachsenen

▼

- feindliche Ablehnung oder Sündenbockzuweisung gegenüber dem Kind
- körperliche Kindesmisshandlung
- sexueller Missbrauch
- andere
- psychische Störung, abweichendes Verhalten oder Behinderungen in der Familie
  - psychische Störung/abweichendes Verhalten eines Elternteils
- abnorme unmittelbare Umgebung
  - Erziehung in einer Institution
  - abweichende Elternsituation
  - isolierte Familie
  - Lebensbedingungen mit möglicher psychosozialer Gefährdung
- Andere

5.2 Identifizierung weiterer Symptome und Belastungen

Kinder mit reaktiven Bindungsstörungen können entweder im Rahmen ihrer Störung (beispielsweise verursacht durch die pathogene Fürsorge) oder auch unabhängig hiervon durch biologische und/oder anlagebedingte Komponenten eine verminderte Intelligenz, Entwicklungsrückstände im motorischen Bereich, Rückständigkeit der Sprech- und Sprachentwicklung sowie behandlungsbedürftige körperliche Störungen (z. B. infolge von Misshandlungen) aufweisen. Diese sollten über die reine Feststellung der reaktiven Bindungsstörungen hinaus identifiziert und einer gezielten Behandlung zugeführt werden.

5.3 Differenzialdiagnose und Hierarchie des diagnostischen und therapeutischen Vorgehens

Bei Vorliegen der charakteristischen Symptome sollte eine genaue Überprüfung der Beziehungsbedingungen, unter welchen das Kind lebte und lebt, vorgenommen werden, um Zeichen pathogener Fürsorge zu identifizieren. Bei bekannten Misshandlungen, Missbrauchsvorgängen und/oder Vernachlässigungen sollte wiederum eine genaue Beobachtung des Kindesverhaltens vorgenommen werden, um die Charakteristika einer Bindungsstörung identifizieren zu können. Beide Möglichkeiten kommen in der kinderpsychiatrischen Praxis vor: Das Kind kann wegen seiner charakteristischen Verhaltens- und Beziehungsprobleme überwiesen werden, ohne dass der Diagnostiker die pathogenen Fürsorgebedingungen im Hintergrund kennt. Es kann aber auch – anders herum – ein Kind (beispielsweise vom Jugendamt) nach Misshandlungen zur weiteren Diagnostik zugewiesen werden, so dass die Aufgabe des Diagnostikers darin besteht, ein möglicherweise mit den gesicherten pathogenen Fürsorgemerkmalen verbundenes Störungsbild zu identifizieren (◘ Abb. 5.1, Abb. 5.2; ► Abschn. 5.3.8).

5.3.1 Tiefgreifende Entwicklungsstörungen

Eine wesentliche Differenzialdiagnose ist die tiefgreifende Entwicklungsstörung (F 84), weil diese ebenfalls im Kern ein schwerwiegend gestörtes Beziehungsverhalten beinhaltet. Die tiefgreifende Entwicklungsstörung wird sowohl in der ICD-10 als auch im DSM-IV als Ausschlussdiagnose explizit in den diagnostischen Kriterien der reaktiven Bindungsstörung erwähnt.

Unter die tiefgreifenden Entwicklungsstörungen wird der frühkindliche Autismus

(F 84.0), der atypische Autismus (F 84.1), das Rett-Syndrom (F 84.2), die sonstige desintegrative Störung des Kindesalters (F 84.3), die überaktive Störung mit Intelligenzminderung und Bewegungsstereotypien (F 84.4), das Asperger-Syndrom (F 84.5) sowie die sonstigen bzw. nicht näher bezeichneten tiefgreifenden Entwicklungsstörungen subsumiert.

In den meisten Fällen beginnen auch diese Störungen bereits in der frühesten Kindheit und sind durch qualitative Beeinträchtigungen in den sozialen Interaktionen und Kommunikationsmustern sowie durch ein eingeschränktes, stereotypes und ein sich wiederholendes Repertoire von Interessen und Aktivitäten charakterisiert. Das Vorliegen einer pathogenen Fürsorge allein kann die Unterscheidung zwischen diesen beiden Störungsbildern nicht gewährleisten, da auch autistische Kinder in Ausnahmefällen – manchmal gerade infolge ihrer schwerwiegenden Symptomatik – von ihren Bezugspersonen abgelehnt oder gar vernachlässigt werden. Bei den reaktiven Bindungsstörungen allerdings wird das pathogene Betreuungsverhältnis als Ursache der Störung angesehen. Die Vernachlässigung bei der tiefgreifenden Entwicklungsstörung scheint eher die Folge der Störung zu sein.

> ❗ Tiefgreifende Entwicklungsstörungen treten häufiger in adäquaten entwicklungsgerechten Beziehungsumwelten auf; die reaktive Bindungsstörung tritt in solchen Fällen per Definition nicht auf.

Ohne auf die breite und vielfältige Symptomatik der verschiedenen Formen der tiefgreifenden Entwicklungsstörungen eingehen zu wollen, können folgende Aspekte des gestörten Beziehungsverhaltens als pathognomonisch angesehen werden:

- Defizite in der Imitation,
- Defizite in der Fähigkeit zum imaginativen Als-ob-Spiel,

- Defizite in der unmittelbaren Kommunikation mit dem Gegenüber (Augenkontakt etc.),
- Defizite in der geteilten Aufmerksamkeit mit dem Gegenüber und dem protodeklarativen Zeigen, also dem Verständnis von und Interesse an einer geteilten Erfahrungswelt.

Fallbeispiel: Jessica

Die 4-jährige Jessica wurde in die kinderpsychiatrische Klinik eingewiesen, nachdem es zu mehrfachen stationären Aufenthalten in einer benachbarten Kinderklinik wegen Obstipation und anderen funktionellen Störungen gekommen war. In der Kinderklinik war eine psychomentale Entwicklungsverzögerung aufgefallen, und das Jugendamt war eingeschaltet worden, nachdem man auch gesehen hatte, dass die betreuende Mutter sich nur wenig um das Kind kümmerte und es kaum in der Klinik besuchte. Auch war der Pflegezustand des Mädchens schlecht. Darüber hinaus gab es aufgrund von Hämatomen Hinweise darauf, dass das Kind von der Mutter geschlagen worden war. Das Kind wehrte sich massiv gegen Untersuchungen, insbesondere im Windelbereich, und nahm nur wenig Kontakt mit den betreuenden Pflegepersonen auf. Die Mutter war allein erziehend mit drei Kindern. Mit dem biologischen Vater hatte es massive Konflikte gegeben. Ebenso neigte die Kindesmutter zu depressiven Verstimmungen. Es war zu vielen Wechseln des Wohnortes und der betreuenden Kinderärzte gekommen.

Als ich Jessica zur Untersuchung von der Station holte, nahm sie zunächst kaum von mir Notiz. Nach einigem Zureden ging sie jedoch mit mir in das Untersuchungszimmer. Dort ging sie zu dem dargebotenen Spielzeug und spielte in mechanischer Weise mit den kleinen Spielzeugautos. Mit mir nahm sie keinen Kontakt auf, weder mit den Augen noch mit der Sprache, welche auf der Station als deutlich retardiert aufgefallen war. Sie begrenzte ihr Spiel auf einige we-nige Gegenstände. Als ich versuchte, sie mittels sprachlicher Hinweise und Zeigen auf andere interessante Gegenstände aufmerksam zu machen, schaute sie mich verständnislos an, schaute weder zu meinen Augen noch zu den von mir gezeigten Gegenständen, sondern vielmehr auf die Spitze meines Fingers. Auch zeigte sie mir in der 30-minütigen Spielinteraktion kein einziges Mal etwas, was sie interessierte. Das Spiel blieb sensomotorisch, ohne dass sie den Als-ob-Charakter bestimmter Spielgegenstände wie kleine Tassen, Teller, Besteck etc. verstand. Wenn ihr etwas, was sie sich vorgenommen hatte, nicht gelang, nahm sie meine Hand und führte sie dorthin, damit ich beispielsweise zwei zusammengebundene Tücher wieder voneinander trennte. Sie benutzte mich letztlich als eine mechanische Verlängerung ihres Selbst, ohne dass ich in irgendeiner Weise als Beziehungsperson wahrgenommen wurde. Wenn ich ihr ein neues Spiel vorschlagen wollte, wie beispielsweise ein Puppenspiel mit Spielzeuggeschirr und Besteck, imitierte sie meine Handlungen ganz flüchtig, um sich dann aber sofort von dieser Imitation zu lösen und wieder ihr eigenes sensomotorisches Spiel zu verfolgen. Ihr Affekt blieb während der gesamten Untersuchung unverändert flach. Sprachlich kam es nur zu wenigen, bruchstückhaften Äußerungen. Trotz der offensichtlich vorhandenen Deprivationsbedingungen, unter denen Jessica lebte, sahen wir gleich am Anfang eines Klinikaufenthalts deutliche Hinweise auf eine tiefgreifende Entwicklungsstörung im Sinne eines frühkindlichen Autismus (Kanner-Syndrom). Sicherheitshalber beobachteten wir das Kind über zwei Monate im stationären Rahmen, worunter es zu einer gewissen Entwicklungsverbesserung kam. Jessica sprach erste Wörter, war im Verhalten besser reguliert, nahm an kleinen Gruppenaktivitäten teil, und auch die Sauberkeitserziehung konnte begonnen werden. Trotzdem veränderte sich an den charakteristischen Defiziten des symbolischen Spiels, der Kontaktgestaltung sowie des Interesses an einer gemein-

sam geteilten Aufmerksamkeit nichts, so dass sich unsere Verdachtsdiagnose eines frühkindlichen Autismus erhärtete. Die Symptome dieser Erkrankung hatten sich durch die begleitende oder sich auch reaktiv entwickelnde Vernachlässigung durch die Mutter noch verschärft.

Im Gegensatz zu autistischen Kindern entwickeln Kinder, die primär unter reaktiven Bindungsstörungen als Folge von pathologischer Fürsorge leiden, in der Regel die Fähigkeit zum **Symbolspiel**, zum **protodeklarativen Zeigen** und zur **Imitation**.

5.3.2 Williams-Beuren-Syndrom (WBS)

Als weitere differenzialdiagnostisch bedeutsame Störung ist das Williams-Beuren-Syndrom zu nennen (Jones et al. 2000). Dabei handelt es sich um ein genetisch bedingtes Syndrom, dessen Ursache in einer Deletion auf dem Chromosom 7 liegt. Neben vieler körperlicher Auffälligkeiten und Stigmata sowie einer deutlichen kognitiven Beeinträchtigung weisen die Kinder als eine typische Auffälligkeit häufig Distanzlosigkeit gegenüber fremden Menschen auf. Ähnlich wie bindungsgestörte Kinder durchleben sie die übliche Phase des Fremdelns nicht und sind oft durchgehend offene, kontaktfreudige und gesellige Kinder, ohne dass sie bestimmte vertraute Beziehungspersonen auswählen und selektiv bevorzugen.

5.3.3 Fetales Alkoholsyndrom

Aufgrund der besonderen problematischen psychosozialen Umstände, die ja durchaus auch schon während der Schwangerschaft vorgeherrscht haben können, muss das fetale Alkoholsyndrom als weitere Differenzialdiagnose oder Komorbidität angeführt werden, insbesondere weil es im Rahmen dieses Syndroms ja auch zu einem Minderwuchs kommen kann, zunächst bereits intrauterin und dann sich auch postnatal fortsetzend. Zusätzlich zu einer gesamten statomotorischen und kognitiven Entwicklungsverzögerung kommt es zu Symptomen wie Muskelhypotonie, kraniofaziale Dysmorphie, Herzfehler, Anomalien des Urogenitalsystems, Trichterbrust und Anomalien im Bereich der Extremitäten (Holtmann 2008).

Es wird in den diagnostischen Manualen und Leitlinien zwar keine spezifische Ätiologie für die **Störungen des Sozialverhaltens** angegeben. Bei den »störungsrelevanten Rahmenbedingungen« werden jedoch Misshandlungs- und Missbrauchserfahrungen, psychische Erkrankung von Familienmitgliedern, negative Umweltbedingungen, abnorme Familienstrukturen etc. aufgeführt – alles Erscheinungsformen, die man mit Fug und Recht unter dem Begriff der pathologischen Fürsorgebedingungen subsumieren kann. Daher ist anzunehmen, dass eine Vielzahl von Patienten, die im Schulkind- und Jugendalter Zeichen einer Störung des Sozialverhaltens aufweisen, in ihrer frühen Kindheit Symptome einer reaktiven Bindungsstörung aufgewiesen haben, sofern – was meistens der Fall ist – die pathologischen Fürsorgebedingungen bereits in der frühen Kindheit vorgeherrscht haben.

Da aber umgekehrt die reaktiven Bindungsstörungen zwar per Definition in der frühen Kindheit beginnen, aber nichts darüber ausgesagt ist, bis in welches Alter hinein man diese Diagnose stellen kann, kann man von einer hohen Komorbidität dieser beiden Störungsformen ausgehen.

Dabei ist allerdings der Begriff »Komorbidität« kritisch zu betrachten: Wenn Kinder sowohl Symptome einer reaktiven Bindungsstörung als auch eine Störung des Sozialverhaltens aufweisen und gleichzeitig in pathologischen Beziehungsumwelten aufwachsen, muss das Vorhandensein beider Diagnosen nicht bedeuten, dass die Kinder zwei Krankheiten haben. Vielmehr sind wahrscheinlich beide Subsymptomgruppierungen Ausdruck eines zunächst primär in der unmittelbaren Umgebung vorhandenen und mit wachsender Entwicklung sich auf das weitere Umfeld ausbreitenden Störungsbildes. Dabei würden die Symptomgruppen der

▼

> reaktiven Bindungsstörung mit der ängstlichen Hemmung oder der Enthemmtheit im Beziehungsverhalten sich mehr auf nähere Beziehungsfelder der Familie oder der Familien-Ersatzpersonen beziehen, wohingegen die Symptomgruppen der Störung des Sozialverhaltens darüber hinaus Kontexte wie Schule, Gleichaltrigengruppen und weitere soziale Felder einbeziehen würden. Systematischen longitudinalen Studien bleibt es vorbehalten, die Annahme zu überprüfen, dass Zustände von reaktiven Bindungsstörungen in der weiteren Entwicklung vermehrt in Störungen des Sozialverhaltens einmünden.

5.3.4 Störungen des Sozialverhaltens

Diese Störungen sind durch ein sich wiederholendes und andauerndes Muster dissozialen, aggressiven oder aufsässigen Verhaltens charakterisiert. Es liegt ein wiederholtes, persistierendes Verhaltensmuster vor, bei dem entweder die Grundrechte anderer oder die wichtigsten altersentsprechenden sozialen Normen oder Gesetze verletzt werden. Die Symptomatik muss mindestens sechs Monate anhalten und kann mit typischen Symptomen wie Streiten, Wutausbrüche, Lügen, körperliche Übergriffe, Grausamkeit, Feuer legen, Schule schwänzen oder Weglaufen einhergehen. Es wird zwischen Störungen, welche auf den familiären Rahmen beschränkt ist, Störungen mit fehlenden sozialen Bindungen und Störungen mit vorhandenen sozialen Bindungen unterschieden.

Eine besondere Form ist die Störung des Sozialverhaltens mit oppositionellem, aufsässigem Verhalten, welche charakteristischerweise bei Kindern unter 9 oder 10 Jahren auftritt. Nach ICD-10 (F 91) kann man auch eine Kombination aus Störungen des Sozialverhaltens und der Emotionen diagnostizieren, insbesondere wenn depressive Symptome vorliegen (Remschmidt et al. 2006). Störungen des Sozialverhaltens können komorbid mit reaktiven Bindungsstörungen auftreten, oft münden reaktive Bindungsstörungen im weiteren Verlauf nach dem Alter von 10 Jahren in Störungen des Sozialverhaltens.

Fallbeispiel: Paul

Der 6-jährige Paul musste wegen heftiger Wutausbrüche mit großer Zerstörungswut sowie Selbst- und Fremdaggression stationär in die kinderpsychiatrische Klinik aufgenommen werden. Wegen verschiedener Entwicklungsdefizite besuchte er eine heilpädagogische Schule, in welcher er in einer 1 : 1-Betreuung gut zu fördern war, aber in Gruppensituationen immer wieder dekompensierte, sobald er nicht die ungeteilte Aufmerksamkeit seiner Lehrerin erhielt. Dabei schrie er sehr viel und laut und griff andere Kinder und auch die Lehrerin mit gezielter Gewalt an und war in solchen Situationen nur schwer zu beruhigen. Häufig lief er weg und neigte auch zum Stehlen kleinerer Gegenstände von seinen Mitschülern.

Aus den Jugendamtsakten war zu erfahren, dass die Kindesmutter während der Schwangerschaft Alkohol und Nikotin konsumiert hatte. Im postpartalen Verlauf hatte sie sich wenig um das Kind gekümmert und dieses auch nicht richtig versorgt. Im Alter von 18 Monaten wog Paul schließlich nur noch 5,8 kg und wäre fast verhungert. Nach einer Stabilisierungsphase im Krankenhaus kam er im Alter von 20 Monaten in seine jetzige Pflegefamilie. Zunächst nahm er die Betreuung durch die Pflegeeltern begierig auf, zeigte aber im Sinne eines enthemmten Verhaltens wenig personenspezifische Bindungsmuster. Die diversen Entwicklungsrückstände im motorischen, kognitiven und sozialen Bereich holte er relativ gut auf. Allerdings hielt eine primäre Enuresis an, dazu neigte er zum Einkoten und Kotschmieren.

In der kinderpsychiatrischen Station war er nur sehr schwer in die Kindergruppe zu integrieren, hatte aber auch starkes Heimweh nach Hause zu seinen Pflegeeltern.

Diagnostisch kann man davon ausgehen, dass der Junge im Alter von 20 Monaten, als er zu seiner Pflegefamilie kam, das Vollbild einer reaktiven Bindungsstörung aufgewiesen hatte – vorwiegend mit Anteilen des enthemmten Typus. Nur der besonderen Qualität der nun einsetzenden Betreuung durch die Pflegefamilie war es zu verdanken, dass der Junge auch in dem neuen Setting integrierbar war und Einiges an Entwicklungsdefiziten aufholen konnte. Im Moment des Übergangs in eine weitere soziale Situation wie die Einschulung entwickelte sich aber eine Reihe von unangenehmen und gefährlichen Verhaltenssymptomen, die – abgesehen von der biologischen Komponente nach Alkohol- und Nikotinkonsum während der Schwangerschaft – sicher in weiten Teilen ebenso wie die Bindungsstörung Folge der frühen Deprivationserfahrungen war. Insbesondere die Deprivationswut im Sinne einer aus einer narzisstischen Verletzlichkeit entstammenden Rage ist geradezu typisch für in der frühen Kindheit deprivierte Kinder. Auch wenn zum Zeitpunkt der Klinikaufnahme die Symptome einer Störung des Sozialverhaltens im Vordergrund standen, muss doch das gesamte Krankheitsbild als ein durch frühe Deprivationserfahrungen ätiologisch bedingte, sich auf die Gesamtheit der Beziehung auswirkende frühe Bindungsstörung angesehen werden.

5.3.5 Emotionale Störungen des Kindesalters

Eine weitere Differenzialdiagnose besteht in bestimmten emotionalen Störungen des Kindesalters (F 93). Vor allem können Generalisierte Angststörungen des Kindesalters eine gewisse Ähnlichkeit mit der Ängstlichkeit von bindungs-gestörten Kindern des gehemmten Typus haben. Typischerweise kommt es aber bei Kindern mit Generalisierten Angststörungen zu einem recht spezifisch orientierten Anklammerverhalten gegenüber ausgewählten vertrauten Erwachsenen und nicht zu einem gehemmten oder enthemmten Beziehungsverhalten gegenüber spezifischen Bindungspersonen.

5.3.6 Hyperkinetische Störungen und Aufmerksamkeitsdefizit- störungen (HKS, ADHS)

Diese Störungen sind durch ein durchgehendes Muster von Unaufmerksamkeit, Überaktivität und Impulsivität gekennzeichnet, das in einem für den Entwicklungsstand des Betroffenen abnormen Ausmaß situationsübergreifend auftritt. Die Störung sollte vor dem Alter von 6 Jahren begonnen haben und in mindestens zwei Lebensbereichen (z. B. in der Schule, in der Familie, in der Untersuchungssituation) über mehr als sechs Monate auftreten. Leitsymptome sind Unaufmerksamkeit, Überaktivität und Impulsivität. Hyperkinetische Störungen werden in einen Subtyp mit vorherrschender Unaufmerksamkeit, einen Subtyp mit vorherrschender Hyperaktivität/Impulsivität und einen gemischten Subtyp aufgeteilt. In der ICD-10 wird darüber hinaus die »Hyperkinetische Störung des Sozialverhaltens (F 90.1)« beschrieben, bei der sowohl die Kriterien für eine Hyperkinetische Störung als auch für eine Störung des Sozialverhaltens erfüllt sind (Deutsche Gesellschaft für Kinder- und Jugendpsychiatrie und Psychotherapie 2007).

Die Hyperkinetischen Störungen stellen in vielen Fällen weniger eine von den reaktiven Bindungsstörungen abgegrenzte differenzialdiagnostische Krankheitseinheit, sondern viel häufiger einen »komorbiden« Zustand dar. Neben der unterschiedlich beschriebenen Symptomatik unterscheiden sich die beiden Diagnosen vor allem dadurch, dass für die Hyperkinetische Störung keine spezielle Ätiologie gefordert wird. Die reaktive Bindungsstörung ist hingegen per Definition eine Folge pathologischer Beziehungsumwelt-Erfahrungen. Daher hat sich im klinischen Alltag eine Tendenz ergeben, die Hyperkinetischen Störungen als eher unabhängig von ungünstigen sozialen und familialen Einflüssen und primär biologisch bedingt anzusehen, wohingegen reaktive Bindungsstörungen als eindeutig durch ungünstige Umgebungsbedingungen verursacht definiert werden. Vor dem Hintergrund einer solchen Sichtweise wäre eine echte Komorbidität denkbar – in dem Sinne, dass ein Kind sowohl eine biologisch bedingte Hyperkinetische Störung als auch eine reaktive Störung des Bindungsverhaltens als Folge ungünstiger Umweltbedingungen aufweist.

Diese scheinbar klare Sichtweise ist aber wissenschaftlich nicht fundiert, da gerade die neuere Entwicklungsforschung ja aufzeigt, dass bei der reaktiven Bindungsstörung durchaus auch biologische Komponenten und bei der Entstehung der Hyperkinetischen Störung ungünstige Beziehungsbedingungen eine Rolle spielen können. Beide Krankheitsbilder sind wahrscheinlich eher Ergebnisse von interaktiven Prozessen zwischen genetischer Veranlagung, biologischen Risiken (wie beispielsweise mütterlicher Nikotinabusus während der Embryonal- und Fetalzeit) und Beziehungsumwelt-Einflüssen.

Im Rahmen dieser Überlegungen ist es interessant, die neueren entwicklungspsychologischen Erkenntnisse zur Entwicklung kognitiver Fähigkeiten beim Säugling und Kleinkind einzubeziehen (Papousek u. Papousek 1983; M. Papousek 2007). Sie gehen von folgenden Überlegungen aus: Je jünger das Kind ist, desto mehr spielen sich die Regulationen wesentlicher biosozialer Systeme (wie Schlaf, Erregung, Verhalten und auch Aufmerksamkeit) in einem interaktiven Kontext ab und stellen eben nicht isolierte individuelle Eigenschaften des Kindes dar. Die Vernachlässigung eines Kindes drückt sich ja gerade darin aus, dass dem Kind ein ungenügendes Maß an Aufmerksamkeit geschenkt wird. Die regulatorische Fähigkeit des Kindes, zwischen Aufmerksamkeit auf sich selbst (»narzisstische Besetzung«) und Aufmerksamkeit auf das Gegenüber (»Objektbesetzung«) flexibel hin und her zu wechseln, entsteht in den ersten drei Lebensjahren eindeutig im Rahmen von Beziehungsprozessen zwischen Eltern oder anderen wichtigen Bezugspersonen und dem Kind. Im Verlauf des zweiten Lebensjahres entwickelt sich die Fähigkeit des Kindes, gemeinsam mit einer bedeutungsvollen Bezugsperson einer dritten Sache oder einem dritten Objekt Aufmerksamkeit zu schenken (Hobson 2003; Tomasello u. Haberl 2003; Tomasello u. Warneken 2008).

Es entwickelt sich in der Mutter-Kind-Beziehung also eine Triangulierung, ein gemeinsames Sich-Hinwenden zu etwas Drittem, zu einer Bewegung, der in der Kommunikations- und Entwicklungspsychologie allgemein eine wesentliche Bedeutung für das Fortschreiten in der Kognitions- und Aufmerksamkeitsentwicklung zugesprochen wird. Wenn hier aufgrund ungenügender fürsorglicher Aufmerksamkeit von Eltern oder Bezugspersonen ein Defizit entsteht, ist dies ein Risiko für die kognitive Entwicklung des Kindes und seine Fähigkeit zur Aufmerksamkeitsregulation. Umgekehrt kann ein Kind, das vielleicht anlagebedingt oder aufgrund einer biologischen Einschränkung diese Fähigkeit zur geteilten Aufmerksamkeit und Triangulierung nur vermindert entwickelt, es den Bezugspersonen schwermachen, mit ihm in diesen regulatorischen Prozess einzutreten, so dass sich sekundär pathologische Fürsorgemerkmale entwickeln können.

> ⓘ Sowohl bei den Hyperkinetischen Störungen als auch bei den reaktiven Bindungsstörungen ist von einer bio-psycho-sozialen Ätiologie auszugehen.

Man kann höchstens graduell einschätzen, dass bei den Hyperkinetischen Störungen der Schwerpunkt mehr auf der Biologie und bei den reaktiven Bindungsstörungen der Schwerpunkt mehr auf den sozialen Gegebenheiten liegt. Klinisch ist davon auszugehen, dass bei sehr vielen auffälligen Kindern, wenn man nur genau hinschaut, die Symptome der Hyperkinetischen Störungen und die Symptome der Bindungsstörung gemeinsam vorliegen. Allerdings engen einseitige und rigide ätiologische Vorstellungen häufig den diagnostischen Blick ein: Bei der Diagnose einer Hyperkinetischen Störung werden oft die pathologischen Bindungsaspekte übersehen, und bei der Diagnose einer Bindungsstörung werden häufig Aspekte der Hyperaktivität übersehen.

Fallbeispiel: Leonard

Der 7-jährige Leonard wurde mit der Einweisungsdiagnose einer Aufmerksamkeitsdefizit-/Hyperaktivitätsstörung »zur Optimierung der (bisher unwirksam gebliebenen) Methylphenidat-Therapie« in die kinderpsychiatrische Klinik eingewiesen. Der Junge sei immer in Unruhe, teilweise sehr aggressiv, schmeiße sich in Frustrationssituationen auf den Boden und trete gezielt nach den Eltern, schreie und knalle die Türen. Auch in der Schule war er sehr schwer pädagogisch zu führen und kam manchmal stundenlang nach Schulende nicht nach Hause. Häufig sei er schon in große Gefahr geraten, indem er sich beispielsweise auf die Zuggleise begeben habe. Das Anfertigen von Schulaufgaben verweigere er vollständig.

Wegen unruhigen Verhaltens und Regulationsschwierigkeiten wurde bereits im dritten Lebensjahr erstmalig eine Medikation mit Methylphenidat durch den Hausarzt verordnet, dazu ein- bis zweimal pro Monat Elterngespräche beim Psychologen. Zum Zeitpunkt der stationären Aufnahme gingen alle Beteiligten (Eltern, Lehrer, Ärzte) von einem klaren Vorliegen einer Hyperkinetischen Störung aus. Der Junge sagte von sich selbst: »Ich bin ADHS.«

Bei der genauen Anamnese-Erhebung stellte sich heraus, dass Leonard nach einer unge-

planten Schwangerschaft als unerwünschtes Kind auf die Welt gekommen war und dass die Partnerschaft der Eltern bereits während seines ersten Lebensjahres zerfiel. Die Mutter war bis weit in das dritte Lebensjahr des Kindes hinein depressiv und konnte sich auf den Jungen kaum einstellen. Sie warf ihm vor, ihre Beziehung zu ihrem Mann zerstört zu haben. Der Junge war nicht gestillt und früh in der Kinderkrippe untergebracht worden, wobei es dort auch zu häufigen Wechseln der Betreuungspersonen kam, weil die Mutter mehrmals umzog. Mittlerweile war die Mutter mit einem neuen Mann verheiratet, Kontakte zum Vater des Kindes bestehen nicht.

In der testpsychologischen Untersuchung stellte sich in der Aufmerksamkeitsdiagnostik bei durchschnittlichem Gesamt-IQ ein wechselndes und uneinheitliches Bild dar mit anfangs guten quantitativen Leistungen, aber im weiteren Verlauf großen Schwankungen der Leistungsmenge und Leistungsgüte. Die Testleistungen waren extrem davon abhängig, wie sich die Beziehung zur Untersucherin gestaltete. Im stationären Verlauf zeigten sich dann zusätzlich viele Symptome einer reaktiven Bindungsstörung mit starkem Wechsel zwischen rascher Beziehungsaufnahme und rücksichtsvollem Verhalten und dann wieder Abwendung und Anklammern an die nächste Beziehungsperson. Im Mittelpunkt der Gespräche standen bald ein erheblicher Mangel an Selbstwertgefühl und Selbstzweifel mit stark aufkommenden Schuldgefühlen im Zusammenhang mit den vielen eigenen aggressiven Gedanken.

Die Elternarbeit gestaltete sich schwierig. Mutter und Stiefvater hatten sich auf die Vorstellung festgelegt, ein an Aufmerksamkeitsdefizit-/Hyperaktivitätsstörung erkranktes Kind zu haben, mit dem es schwierig ist, zurechtzukommen. Sie hatten die Betreuung und Erziehung des Kindes weitgehend an Hortpädagogen, Lehrer und Ärzte delegiert und ließen sich dabei selbst kaum auf die emotionalen Nöte ihres Jun-

gen ein. Vor dem Hintergrund dieser einseitigen Festlegung des Krankheitskonzeptes waren sie auch wenig bereit, daran zu arbeiten, dem Kind ein kontinuierlicheres, von mehr Zuwendung und Aufmerksamkeit geprägtes familiales Beziehungsgefüge zu erarbeiten.

5.3.7 Posttraumatische Belastungsstörung (PTBS)

Die Posttraumatische Belastungsstörung (F 43.1) ist gekennzeichnet eine verzögerte oder protrahierte Reaktion auf ein belastendes Ereignis oder eine Situation einer außergewöhnlichen Bedrohung oder eines katastrophenartigen Ausmaßes (kurz oder lang anhaltend), die bei fast jedem eine tiefe Verzweiflung hervorrufen würde. Wichtig bei diesem Störungsbild ist, dass die Reaktionen im Gegensatz zu den akuten Belastungsreaktionen (F 43.0) lang anhaltend sind und von einem Wechsel von eingeschränkter psychischer Erlebensfähigkeit, erhöhter psychischer Sensibilität und plötzlicher Wiederbelebung der Belastung durch aufdringliche Nachhallerinnerungen (»Flashbacks«) geprägt sind.

Im Gegensatz hierzu sind **Anpassungsstörungen** Reaktionsweisen auf belastende Lebensereignisse, welche innerhalb eines Monats nach diesem Lebensereignis beginnen und im Kindesalter vor allem durch regressive Phänomene wie Wiederauftreten des Bettnässens, Daumenlutschens etc. gekennzeichnet sind. Diese Symptome halten nicht länger als sechs Monate (beim Kleinkind drei Monate) an.

Diese differenzialdiagnostischen Kategorien sind im Zusammenhang mit reaktiven Bindungsstörungen wichtig, weil es gerade im Rahmen von Vernachlässigungen und pathogener Fürsorge häufig auch zu körperlichen und/oder sexuellen Übergriffen an Kindern kommt. Solche Übergriffe stellen typische und schwerwiegende Belastungsreaktionen für das Kind dar, da ja die ansonsten schützende Umwelt sich hier

als feindlich erweist, so dass das Kind den belastenden Ereignissen noch hilfloser ausgeliefert ist als beispielsweise bei einer Naturkatastrophe. Allerdings ist die Phänomenologie solcher Posttraumatischen Belastungsstörungen und Anpassungsstörungen im Kleinkindalter wenig erforscht und definiert (Scheeringa et al. 1995). Wahrscheinlich gibt es eine nicht geringe Komorbidität mit den reaktiven Bindungsstörungen, da ja beide ätiologischen Faktoren – pathogene Fürsorge und belastende Lebensereignisse – häufig gleichzeitig oder nacheinander vorkommen. In diesem Bereich besteht noch ein großer Forschungsbedarf.

5.3.8 Diagnostische und differenzialdiagnostische Entscheidungsbäume

In den Abbildungen 5.1 und 5.2 sind diagnostische und differenzialdiagnostische Entscheidungsbäume schematisiert. Hierbei wurden zwei Ausgangssituationen gewählt, welche im klinischen Alltag relevant sind. Zum einen kann dem Therapeuten ein Kind zugewiesen werden, weil es bekanntermaßen unter den Bedingungen abnormer psychosozialer Umstände lebt bzw. Zeichen pathogener Fürsorge von Anfang an evident sind. Dies ist besonders in den Fällen, in welchen Kinder aufgrund von Kindesschutzmaßnahmen der Jugendschutzbehörden aus Familien genommen oder wegen Verletzungen durch Misshandlungsfälle in die Kinderklinik eingeliefert werden. Hier sind abnorme psychosoziale Umstände unübersehbar, wobei man sich bei der diagnostischen Beurteilung dann noch einmal ein genaues Bild davon machen muss, ob diese Umstände auch wirklich von einer lang anhaltenden pathogenen Fürsorge begleitet wurden (◘ Abb. 5.1). Ist das der Fall und kann gesichert werden, dass diese Zeichen der pathogenen Fürsorge in den ersten vier Lebensjahren über eine relevante Phase vorhanden waren, geht es als Nächstes darum, zu

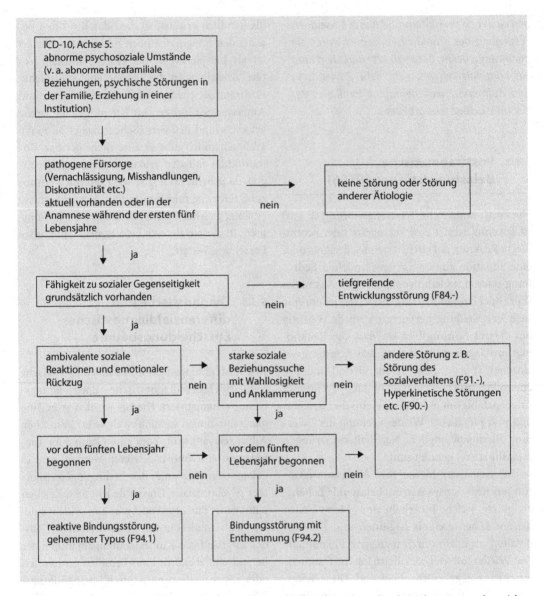

Abb. 5.1. Diagnostischer und differenzialdiagnostischer Entscheidungsbaum (ausgehend von abnormen psychosozialen Bedingungen)

prüfen, ob das betroffene Kind tatsächlich als Folge dieser Mangelerfahrungen typische Symptome reaktiver Bindungsstörung aufweist.

Zunächst muss man sich ein Bild darüber machen, ob das Kind überhaupt zu einer sozialen Gegenseitigkeit in der Lage ist und ob diese Fähigkeit grundsätzlich vorhanden ist. Ist dies nicht der Fall (► Fallbeispiel Jessica) so wird man,

trotz abnormer sozialer Umstände, eher von einer tiefgreifenden Entwicklungsstörung ausgehen müssen. Ist bei dem Kind die Fähigkeit zur sozialen Gegenseitigkeit grundsätzlich vorhanden, sind aber die sozialen Beziehungsreaktionen in weiten Teilen auffällig, so geht es als Nächstes darum, zu klären, ob das Kind eine spezifische Bindungsstörung hat oder eine andere Form der

Störung, in welcher andere Symptome eine prominente Rolle spielen. Ist das Beziehungsverhalten vorwiegend von ambivalenter sozialer Reaktion und emotionalem Rückzug geprägt, so liegt das Vorliegen einer reaktiven Bindungsstörung des gehemmten Typus (F 94.1) nahe. Ist das Beziehungsverhalten eher von starker sozialer Beziehungssuche mit Wahllosigkeit und Anklammerungsverhalten geprägt, so liegt der Verdacht auf eine Bindungsstörung mit Enthemmung (F 94.2) nahe. Ist das Kind älter als 4 Jahre, so muss anamnestisch geklärt werden, ob das Verhalten bereits vor dem fünften Lebensjahr ausgeprägt und vorhanden gewesen ist. Diese anamnestische Prüfung ist – wie wir bereits sahen – bei unsicheren Angaben von Eltern oder Jugendämtern manchmal sehr schwierig. Genaue familien- und fremdanamnestische Erhebungen sowie das Einholen von Beobachtungen aus dem Kindergarten etc. sind dann unumgänglich.

Eine zweite Zugangsmöglichkeit von Kindern mit dem Verdacht auf eine reaktive Bindungsstörung ist in ◘ Abb. 5.2 dargestellt. Hier werden Kinder mit einer dem Entwicklungsstand nicht entsprechenden sozialen Beziehungsstörung vorgestellt, bei welchen geklärt werden muss, ob diese Symptomatik tatsächlich der Ausdruck einer reaktiven Bindungsstörung ist. Es ist wichtig, zu klären, ob die Beziehungsstörung bereits lang anhaltend vorhanden ist oder eher eine kurzfristige Beziehungsreaktion darstellt. Ist eine längere Dauer gegeben, muss wiederum geklärt werden, ob das Kind grundsätzlich zur sozialen Fürsorge oder sozialen Beziehung in der Lage ist, weil ansonsten vom Vorliegen einer tiefgreifenden Entwicklungsstörung (F 84) ausgegangen werden muss. Als weiterer differenzialdiagnostischer Schritt ist zu klären, ob das auffällige Beziehungsverhalten bereits vor dem fünften Lebensjahr vorhanden war. Wenn dies der Fall war, so muss nun mittels Eigen-, Familien- und Fremdanamnese geklärt werden, ob das Kind während der ersten vier Lebensjahre erheblichen Bedingungen einer pathogenen Fürsorge wie Vernachlässigung, Misshandlung oder einer institutionellen Erziehung ausgesetzt war.

Diese Abklärungen sind aufwändig. Zuweilen müssen Akten des Jugendamtes hinzugezogen und fremdanamnestische Angaben, beispielsweise von Kindergartenlehrkräften etc., eingeholt werden. Sind Hinweise auf eine lang anhaltende pathogene Fürsorge vorhanden, so liegt grundsätzlich die Voraussetzung für das Vorhandensein einer reaktiven Bindungsstörung vor, wobei jetzt wiederum zu klären ist, ob die typischen Verhaltensweisen tatsächlich vorliegen. Hierzu wird man das Kind – wie oben beschrieben – eingehend beobachten und mit ihm in eine diagnostische Beziehung treten. Ist der Beziehungsaufbau, den man mit dem Kind macht, vor allem von ambivalenten sozialen Reaktionen und emotionalen Rückzug geprägt, so wird am ehesten eine reaktive Bindungsstörung des gehemmten Typus (F 94.1) zu vermuten sein. Charakteristischerweise kommt man mit einem solchen Kind sehr schwer in Kontakt und muss immer wieder mit Beziehungsabbrüchen rechnen. Ist dagegen das Beziehungsverhalten des Kindes von Wahllosigkeit und Anklammerung geprägt, so liegt eine Bindungsstörung mit Enthemmung vor (F 94.2).

Allerdings kann es auch sein, dass das Kind stark verhaltensauffällig (viele Wutausbrüche, Hyperaktivität etc.), aber nicht in dem beschriebenen Sinn beziehungsauffällig ist. Jetzt muss man davon ausgehen, dass alternativ eine andere Störung (auch zusätzlich mit einer anderen Ätiologie) vorliegt, beispielsweise Störungen des Sozialverhaltens oder eine Hyperkinetische Störung (F 91, F 90). Hier ist die Unterscheidung nicht immer ganz einfach, zumal ja auch Mischformen und Symptome, die zu verschiedenen diagnostischen Kategorien passen, vorhanden sein können.

Die Symptome der sozialen Beziehungssuche mit Wahllosigkeit und Anklammerung zeigen sich meistens in der Beziehung zum Diagnostiker sehr deutlich und schnell, indem ein Kind

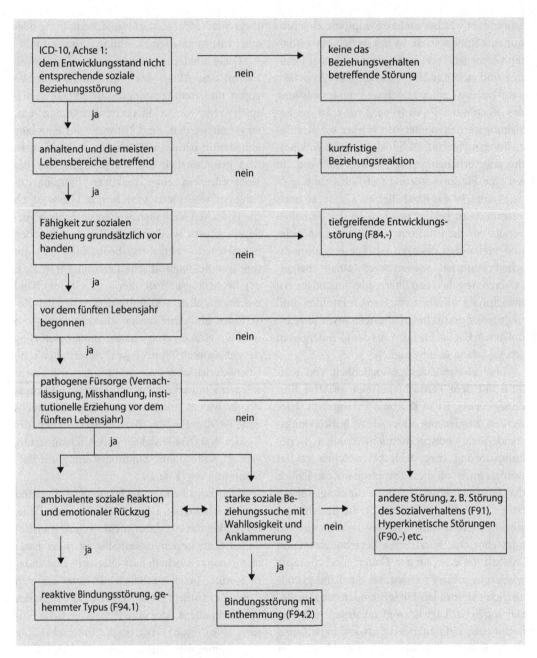

Abb. 5.2. Diagnostischer und differenzialdiagnostischer Entscheidungsbaum (ausgehend von typischen Beziehungs-symptomen)

überschnell Kontakt mit ihm aufnimmt (sich beispielsweise sofort auf seinen Schoß setzt) und bei Beendigung eines Untersuchungstermins anklammernd ist. Am nächsten Tag kann aber das-selbe Kind bei einer ganz anderen Beziehungs-person ein ganz ähnliches Beziehungsverhalten an den Tag legen, so dass sich der Eindruck der Wahllosigkeit verstärkt.

Was ist zu tun: Interventionen

6.1 Auswahl des Interventionssettings

Da pathologischen Umwelt- und Beziehungskontexte, welchen das Kind ausgesetzt ist, Bestandteil der Diagnose »Bindungsstörung« sind, hat bei der Interventionsplanung die Frage nach geeigneten Lebensbedingungen für das Kind eine außerordentliche Bedeutung. Die Interventionssettings müssen vorwiegend in Bezug auf die Umwelt- und Beziehungsbedingungen, unter welchen das Kind lebt, gewählt werden (◘ Abb. 6.1).

Ist die Diagnose »Bindungsstörung« gestellt, muss sich der/die Fallführende einen möglichst fundierten Eindruck darüber verschaffen, ob das Kind momentan in einer angemessenen Beziehungsumwelt lebt oder ob die zur Störung führenden pathologischen Umweltbedingungen weiterhin auf das Kind einwirken. Eine angemessene Beziehungsumwelt kann beispielsweise vorliegen, wenn das Kind, das lange Zeit von seinen Eltern vernachlässigt wurde, mittlerweile in eine angemessene Pflegefamilie platziert wurde. Auch ist denkbar, dass Eltern, die aufgrund eigener psychischer Erkrankungen wie Depressionen und/oder Substanzmittelabusus dem Kind über längere Strecken keine emotional ausreichenden Beziehungspartner sein konnten, inzwischen aufgrund einer ausreichenden Therapie in die Lage versetzt worden sind, ein angemessenes elterliches Beziehungsverhalten zu entwickeln. Hierbei muss aber immer wieder kritisch überprüft werden, wie groß die Rückfallgefahr ist, die das Kind erneut in eine unbefriedigende Beziehungssituation führen könnte. Regelmäßige interdisziplinäre Helferkonferenzen, Absprachen mit den behandelnden Psychiatern und Therapeuten der Eltern sowie Kontrollen durch das Jugendamt sind hier unabdingbare Voraussetzungen für die Etablierung einer genügenden Sicherheit. Lebt das Kind mittlerweile in einer Pflegefamilie, muss deren Motivation, Verlässlichkeit und Stabilität auch angesichts schwierigster Verhaltens-

weisen des Kindes kritisch geprüft werden. Nur wenn es hier genügend Sicherheit gibt, können die weiteren Schritte der Therapieplanung in Angriff genommen werden.

❶ Lebt das Kind nach wie vor in einer unangemessenen Beziehungsumwelt, die durch Vernachlässigung, Mangel an emotionaler Zuwendung und Diskontinuität geprägt ist, müssen die ersten Interventionen daraufhin ausgerichtet werden, das Kind in eine bessere Beziehungssituation zu bringen. Dauert die pathogene Beziehungssituation des Kindes an, so machen weitere psychotherapeutische Maßnahmen erst Sinn, wenn hier nachhaltige Veränderungen eingeleitet und sichergestellt sind.

Zum Scheitern verurteilt ist ein Vorgehen, in welchem dem Kind eine kinderpsychiatrische und psychotherapeutische Behandlung angeboten wird, während gleichzeitig der Zustand der Vernachlässigung und emotionalen Deprivation weitergeht. Ein solches Vorgehen wäre vergleichbar mit einer komplexen Insulintherapie eines Diabetes mellitus bei gleichzeitig unkontrollierter Zufuhr von Glukose. Psychotherapeutische Behandlungen von Kindern, die nach wie vor in nicht zu verantwortender Weise von ihren primären Bezugspersonen vernachlässigt werden, dienen höchstens als Alibi-Übung der Beruhigung von Eltern oder staatlichen Aufsichtsbehörden (Jugendämtern), aber nicht der Gesundung des Kindes selbst. Sie bringen darüber hinaus kinder- und jugendpsychiatrische sowie psychotherapeutische Behandlungsmethoden in Verruf, weil deren Einsatz von vornherein zum Scheitern verurteilt ist.

Lebt das Kind stabil in einer angemessenen Beziehungsumwelt, so sind die Interventionen darauf auszurichten, dieses Setting zu erhalten und möglichst zu stärken. So ist beispielsweise eine Herausnahme des Kindes aus einer liebevollen und haltgebenden Pflegefamilie zum Zwecke

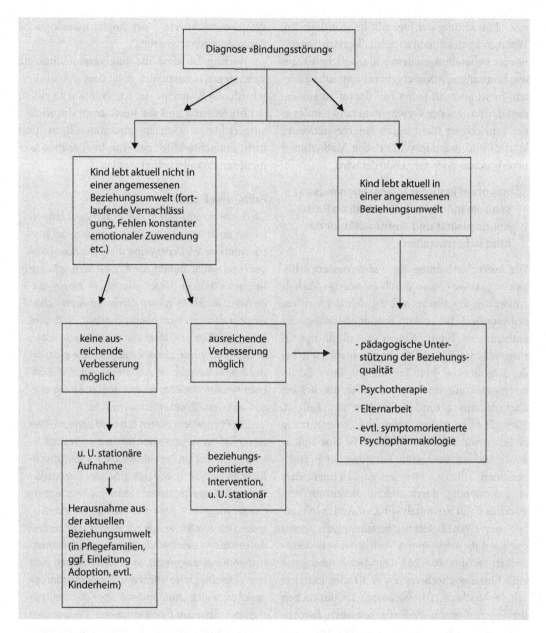

□ Abb. 6.1. Auswahl des Interventionssettings

einer längeren stationären kinder- und jugendpsychiatrischen Behandlung kontraindiziert,
weil ein solches Vorgehen re-traumatisierende
Trennungserlebnisse mit sich bringen könnte.
Ein stationäres kinder- und jugendpsychiatri-
sches Setting kann hier höchstens die Möglich-

keit zur kurzfristigen stationären Aufnahme im
Sinne von Kriseninterventionen geben, wenn
z. B. die schwierigen Verhaltensweisen des Kindes, seine Impulsdurchbrüche und Aggressionen die Beziehungspersonen an den Rand der
Dekompensation bringen. Lebt das Kind in

einer Einrichtung der Jugendhilfe (Kinderheim, Wohngruppe), können auch hier kurzfristige stationäre Behandlungen dem pädagogischen Team der Einrichtung vorübergehend Entlastung bieten. Es ist aber auf jeden Fall darauf zu achten, dass der Prozess der Verwurzelung des Kindes in der Einrichtung nicht durch längere stationäre kinder- und jugendpsychiatrische Maßnahmen unterbrochen oder gar gefährdet wird.

> **!** **Hauptziel jeglicher Intervention muss es sein, ein möglichst hohes Maß an Beziehungsqualität und -kontinuität für das Kind sicherzustellen.**

Die Aufrechterhaltung einer angemessenen Beziehungsumwelt kann durch schwierige Verhaltensweisen des Kindes selbst gefährdet werden, insbesondere bei einer Bindungsstörung des enthemmten Typus. Kinder mit Bindungsstörungen benötigen meist sehr viel mehr Hilfe bei der Regulierung ihrer Emotionen, ihrer Beziehungsgestaltung und ihrer Impulse, als dies bei altersgleichen gesunden Kindern der Fall ist. Hier gilt es, so viel pädagogische Unterstützung zu geben wie möglich. Als Erstes ist eine aufklärende und unterstützende Beratung der Bezugspersonen (Eltern, Pflegeeltern, Heimerzieher etc.) notwendig, durch welche diesen ein Verständnis dafür vermittelt wird, aus welchen eigenen negativen Beziehungserfahrungen heraus das Kind die schwierigen Verhaltensweisen entwickelt (► Abschn. 6.2.5). Darüber hinaus kann eine Einzelpsychotherapie des Kindes indiziert sein (► Abschn. 6.2.3) – vorausgesetzt, dass neben der Psychotherapie-Bedürftigkeit auch Psychotherapie-Fähigkeit und -Bereitschaft vorliegen. Ziel der Einzelpsychotherapie wäre es, dem Kind die Verarbeitung der eigenen negativen Beziehungserfahrungen mit all ihren Auswirkungen auf das narzisstische Selbst-Erleben und die inneren Objektbeziehungen zu ermöglichen. Ein solcher therapeutischer Prozess muss in jedem Fall intensiv und langfristig angelegt werden. Ergänzend zu diesen Maßnahmen sind u. U.

symptomorientierte psychopharmakologische Behandlungen angezeigt.

Wichtig ist, dass die Interventionsstrategie sich integrativ ausrichtet, d. h., dass sich die verschiedenen Bausteine der Intervention zu einem auf die Störung und die Ressourcen des Kindes ausgerichteten Ganzen zusammenfügen und nicht einfach additiv einzelne Interventionselemente aneinandergefügt werden.

Fallbeispiel: Lisa

Die 5-jährige Lisa war in den ersten zwei Lebensjahren unter schwersten Bedingungen einer psychoemotionalen Deprivation aufgewachsen (drogen- und alkoholabhängige Kindeseltern, schwere Vernachlässigung, Unterbringung in einem Kinderheim, Rückkehr zu den Eltern, erneutes Scheitern der dortigen Beziehungssituation). Zu Beginn ihres dritten Lebensjahres war sie dann schließlich in eine semi-professionelle Pflegefamilie platziert worden, in welcher sie zusammen mit den leiblichen Kindern der Pflegeeltern, aber auch mit einigen weiteren Pflegekindern aufwuchs.

Die Pflegeeltern hatten das Kind dann im Alter von 5 Jahren wegen einer Tendenz zu sexualisierendem Verhalten, rezidivierenden Impulsdurchbrüchen und Schwierigkeiten bei der Integration in den Kindergarten einem Kinder- und Jugendpsychiater vorgestellt. Als die schwierigen Verhaltensweisen eskalierten, wurde ein längerer stationärer Aufenthalt in einer kinder- und jugendpsychiatrischen Klinik eingeleitet, in dessen Rahmen zum einen die Diagnose »Reaktive Bindungsstörung« gesichert wurde, zum anderen aber auch milieutherapeutische und pädagogische Maßnahmen zur Verbesserung der Verhaltensregulation durchgeführt wurden. Im Rahmen dieser stationären Behandlung wurde auch eine zweimal pro Woche stattfindende psychoanalytisch orientierte Psychotherapie in Gang gebracht. Der fallführende Arzt war, auch nach Rücksprache mit dem Jugendamt, zu dem Schluss gekommen, dass die Beziehungssituation des Kindes in der Pflegefamilie wahrscheinlich die optimale Form des Aufwachsens für das Mädchen darstellte und dass die Pflegefamilie, wenn sie auch manchmal sehr belastet war, grundsätzlich sehr gut in der Lage war, mit dem Kind umzugehen. Daher wurde als wichtigstes Ziel für alle Behandlungs- und Interventionsmaßnahmen der langfristige Erhalt dieser Pflegesituation gesetzt.

Im weiteren Verlauf fiel dann auf, dass die Pflegeeltern jeweils zum Beginn der Weihnachtszeit eine stationäre Wiederaufnahme anregten, was aber bei der kinder- und jugendpsychiatrischen Klinik und der behandelnden Psychotherapeutin auf eine gewisse Zurückhaltung stieß, da jede stationäre Aufnahme erneut zu Beziehungsunterbrüchen und auch zur Unterbrechung der Psychotherapie führte. Im interdisziplinären Dialog zwischen dem fallführenden Kinderpsychiater, der Psychotherapeutin, der vom Jugendamt beauftragten Familienhelferin und den Mitarbeitern des Pflegekinderwesen kam man zu dem Schluss, dass die Bitte um stationäre Aufnahme wohl am ehesten Ausdruck einer Überforderung der Pflegeeltern kurz vor Weihnachten war, wenn die Bedürfnisse der eigenen und der Pflegekinder aufeinanderprallten, die Drucksituation anstieg und kurz vor Weihnachten die Unterstützungsmaßnahmen abnahmen. Diese Einschätzung konnte mit der Pflegefamilie besprochen werden. Im vertrauensvollen Gespräch konnten die Pflegeeltern einräumen, dass sie gerade im Dezember immer wieder an den Rand der Überforderung kamen. Hierauf wurden dann verschiedene Entlastungsmaßnahmen in Gang gesetzt, wie beispielsweise der vermehrte Einsatz der Familienhelfer, den Kindergarten ergänzende Freizeit- und Hortangebote für das Kind (gerade in den Wintermonaten), eine niedrig dosierte pharmakologische Behandlung mit niederpotenten Neuroleptika zur Verbesserung der Schlafsituation des Kindes sowie vermehrte Elterngespräche durch die Psychotherapeutin. Auch wurden die leiblichen Kinder und die anderen Pflegekinder der Familie in die Gesprächsrunden mit einbezogen, so dass diese auch ihre eigenen Schwierigkeiten mit der im Verhalten oft so schwierigen Lisa darstellen konnten.

Sehr bald zeigte sich, dass diese verstärkten Bemühungen zwar aufwändig, aber für die weitere Entwicklung des Kindes doch günstiger waren als erneute längere stationäre Aufnahmen in die Kinder- und Jugendpsychiatrie. Die Pflegeeltern waren erleichtert, dass sie ihre Überforderung hatten ausdrücken können und dass das professionelle Helfersystem hierauf adäquat reagiert hatte. Regelmäßige Helferkonferenzen wurden vereinbart, in welchen jeweils eine Art Screening möglicher Überforderungen in der Familie stattfand und weitere Hilfsmaßnahmen diskutiert wurden. Die kinderpsychiatrische Klinik stand im Hintergrund für möglicherweise notwendig werdende Kriseninterventionen bereit – ein Angebot, das dann aber über Jahre hinweg nicht in Anspruch genommen werden musste.

Stellt sich dagegen bei genauer Betrachtung und Analyse der Situation heraus, dass das Kind auch aktuell nicht in einer angemessenen Beziehungsumwelt lebt, weil es beispielsweise weiterhin von seinen Eltern vernachlässigt wird und/oder es den Eltern bzw. aktuellen Beziehungspersonen nicht gelingt, dem Kind gegenüber eine konstante emotionale Zuwendung aufzubauen, so richtet sich das Ziel der Intervention zunächst darauf, überhaupt erst eine angemessene Beziehungsumwelt herzustellen. Hier kann die stationäre Aufnahme in eine kinder- und jugendpsychiatrische Klinik die erste und wichtigste Maßnahme sein, um das Kind zunächst einmal aus seiner ungünstigen Beziehungsumwelt herauszulösen, Zeit zu gewinnen, seine Entwicklung im Kontext konstanter emotionaler Zuwendung zu verfolgen und neben den auf das Kind gerichteten Behandlungsmaßnahmen auch auf die (Familien-)Umwelt ausgerichtete Interventionen einzuleiten. Hierbei muss allerdings beachtet werden, dass kinderpsychiatrische Stationen nicht immer optimale Beziehungsorte sind, weil die in der Station behandelten Kinder häufig eine recht hohe Symptombelastung aufweisen. Es bedeutet meist eine erhebliche Aufgabe für das Team von Pflegern, Krankenschwestern und Pädagogen, im Setting einer kinderpsychiatrischen Station mit der meist vorhandenen Ballung von Psychopathologie und schwierigen Verhaltensweisen ein möglichst günstiges Milieu für die Entwicklung eines Kindes zu schaffen.

In den ersten Wochen muss dann geklärt werden, ob Aussichten bestehen, dass das Beziehungsumfeld, aus welchem das Kind stammt, so verbessert werden kann, dass eine Rückkehr des Kindes dorthin möglich ist, oder ob solche Verbesserungsmöglichkeiten unrealistisch sind. Meist sieht man schon nach wenigen Wochen eines stationären Aufenthaltes, ob die Eltern beispielsweise

- regelmäßig zu Besuch kommen,
- interessiert an dem Kind sind,
- in den Gesprächen mit den behandelnden Ärzten und Psychologen offen über ihre eigenen Schwierigkeiten sprechen,
- nach der Einweisung des Kindes in die Klinik sich aus der Beziehung zum Kind zurückziehen.

Zur Unterstützung der Eltern-Kind-Beziehung können zielgerichtete psychoedukative-psychotherapeutische Interventionen durchgeführt werden, die in den Abschnitten 6.2.2 und 6.2.3 eingehender beschrieben werden.

Stellt sich heraus, dass die Situation des Kindes in seiner Familie, Pflegefamilie oder dem Kinderheim nicht ausreichend verbessert werden kann, muss die Herausnahme aus dem aktuellen Beziehungsmilieu in Angriff genommen werden.

> ❗ Ein Kind mit einer Bindungsstörung sollte aus der stationären kinderpsychiatrischen Behandlung erst wieder entlassen werden, wenn sichergestellt ist, dass die aufnehmende Beziehungsumwelt ausreichend emotionalen Halt bietet.

Hier ist die Zusammenarbeit mit den Jugendämtern und den Institutionen der Jugendhilfe notwendig. Maßnahmen können sein:

- Herausnahme aus der Familie (ggf. durch Beschluss des Familiengerichts),
- Unterbringung in einer Pflegefamilie oder einem angemessenen Kinderheim,
- Einleitung einer Adoption.

6.2 Behandlungsprogramme und ihre Komponenten

6.2.1 Schaffung einer angemessenen Beziehungsumwelt

Die Erfassung und Behandlung der elterlichen Einstellungen gegenüber dem Kind und ihrer inneren Bilder (Repräsentationen) vom Kind sind die basalsten und wichtigsten Maßnahmen der Behandlung der reaktiven Bindungsstörung. Stehen hier grob verzerrte Wahrnehmungen und Haltungen meist in Verbindung mit der eigenen schwerwiegenden Psychopathologie der Eltern im Vordergrund und scheint es gleichzeitig – meist im Rahmen fehlender elterlicher Compliance – aussichtslos, in angemessener Zeit eine ausreichende Verbesserung zu erzielen, so ist es Aufgabe des Kinder- und Jugendpsychiaters, darauf hinzuwirken, dass das Kind in ein Beziehungsumfeld verbracht wird, in dem ausreichende und kontinuierliche emotional erreichbare Beziehungsfiguren zur Verfügung stehen.

Die Wirksamkeit von Maßnahmen zur Verbesserung der Beziehungsbedingungen, unter denen das Kind lebt, wurde eindrücklich in empirischen Studien von in Institutionen aufwachsenden Kindern bewiesen. Eine randomisierte Kontrollstudie zur Betreuung in Pflegefamilien als Alternative zum Aufwachsen in Waisenhäusern in Bukarest, Rumänien, konnte eine substanzielle Reduktion sowohl von emotional zurückgezogenem/gehemmtem Verhalten als auch von indiskriminierenden enthemmten Verhaltensweisen der reaktiven Bindungsstörung nachweisen, nachdem die Kinder aus der Institution entfernt und in sorgfältig ausgesuchte Pflegefamilien platziert worden waren (Zeanah et al. 2003). Dabei wurden die Pflegeeltern von Sozialarbeitern supervidiert. Diese Supervision war darauf ausgerichtet, neue, emotional angemessene Beziehungen zwischen den Pflegeeltern und den Kindern zu ermöglichen. In derselben Studie konnte gezeigt werden, dass das Ausmaß sensitiver Fürsorge, welche Kinder in den Institutionen erhielten, umgekehrt proportional zu Zeichen von emotionalem Rückzug und Hemmung im Rahmen von reaktiven Bindungsstörungen war (Zeanah et al. 2004). Beides – sensitives Fürsorgeverhalten und eine positive psychologische Zuwendung zum Kind – sind wesentliche Voraussetzungen für eine gesunde Beziehungsentwicklung und sehr viel wahrscheinlicher in Familien als in Institutionen anzutreffen. Das bedeutet aber nicht, dass wir in unserer Gesellschaft auf den Anspruch an öffentlich finanzierte Heimeinrichtungen verzichten sollten, dass diese ein möglichst großes Maß an Beziehungskontinuität und -sicherheit für die Kinder bieten.

Fallbeispiel: Peter

Der 6-jährige Peter wurde wegen schwerster zerstörerischer Wutanfälle in der kinderpsychiatrischen Klinik stationär zur Diagnostik aufgenommen. Die Wutanfälle tauchten immer dann auf, wenn sich seine Pflegeeltern oder die Betreuer im heilpädagogischen Kindergarten einen Moment lang um andere Kinder kümmerten und er sich vernachlässigt fühlte.

Aus den Jugendamtsakten wurde ersichtlich, dass Peter der Sohn einer unter einer Grenzdebilität leidenden Mutter war, die während der Schwangerschaft erheblich Alkohol und Nikotin konsumiert hatte. Der Junge wurde während seiner frühen Kindheit von seiner Mutter selbstverantwortlich betreut und fiel erst im Alter von 20 Monaten dem Jugendamt als völlig vernachlässigt auf. Weitere Angaben sind nicht bekannt. Aus der Entwicklungsdiagnostik wurde ersichtlich, dass Peter über einen IQ von 77 verfügte – mit einem ausgeglichenen Profil (K-ABC). Er lebte jetzt in einer professionellen Pflegefamilie, in der sich beide Eltern um ihn und seine Pflegegeschwister kümmerten.

Ein diagnostisches Interview diente der Erfassung von Symptomen und Ressourcen sowie der Fragestellung des weiteren Vorgehens:

Peter konnte nur schwer zeitliche Dimensionen angeben (beispielsweise, seit wann er in der Klinik ist, wann er nach Hause geht etc.), sprach aber intensiv von seinen (Pflege-)Eltern und Geschwistern. Er gab kaum Auskunft darüber, warum er in der Klinik war. Er sagte nur, dass er weine, wenn die Mama weg sei. Wenn die Mama länger weg sei, schreie er.

Er nahm von sich aus die Buntstifte und malte ein Bild von einer Sonne, die lacht und die die Mama zum Lachen bringt. Diese Sonne wurde von einem Auto überfahren, das fliegen konnte. Es kamen noch andere Figuren in seiner Zeichnung vor, die nur durch seine Beschreibung erkenntlich wurden. In seiner Bildergeschichte wurde eine Art Konflikt zwischen der Sonne und destruktiven Autos deutlich. Am Boden malte er grünes Gras, welches unter der Sonne wuchs.

Ich bot ihm Spielzeug an, welches er sofort mit Begeisterung benutzte. Er konnte den symbolischen Gehalt der Spielfiguren und Spielgegenstände gut erkennen (Toilette, Baum, Fahrzeug sowie ein Sonnenschirm, der den Menschen schützt). Er inszenierte einen Autounfall, die zerstörten Autos wurden aber durch ein herannahendes Feuerwehrauto sofort repariert. Allerdings nahm er mich als Spielpartner kaum richtig war, außer wenn ich aktiv Vorschläge machte. Er hatte aber sehr wohl Augenkontakt und blieb während der gesamten Spielsituation auf mich bezogen. Im Rahmen des Spiels konnte er sagen, dass er manchmal schreie,

wenn andere Kinder, beispielsweise sein Pflegebru-
der, ihn ärgerten. Einmal habe ihn sein Bruder mit
der Fliegenklatsche geschlagen, dann sei aber der
Papa gekommen und habe diese weggenommen.
In seinem Spiel entstand eine narrative Struktur.
Die Geschichtsausgänge waren eher positiv, es gab
keine Hinweise auf ein für traumatisierte Kinder ty-
pischen Spielstil (P. Kernberg 2000; ▶ Abschn. 4.4
in diesem Buch). Als ich am Ende sagte, dass wir
nun aufhören müssten, hielt er sofort inne, begann,
das Spielzeug aufzuräumen, und verließ ohne grö-
ßere Schwierigkeiten den Raum.

Zusammenfassende Beurteilung:

Es handelte sich bei Peter sicher um ein in der
frühen Kindheit schwer vernachlässigtes Kind, das
im Alter von 20 Monaten mit Symptomen einer re-
aktiven Bindungsstörung vom gehemmten Typ in
die Pflegefamilie gekommen war. Erschwerend ka-
men die Minderintelligenz und der starke Entwick-
lungsrückstand hinzu, so dass eine Beschulung nur
in einer heilpädagogischen Schule möglich war.
Die Pflegefamilie kümmerte sich rührend um den
Jungen. Aufgrund seiner Deprivation und der da-
mit verbundenen Kränkbarkeit und Frustrations-
intoleranz wurde er bei kleinsten Anlässen extrem
wütend und richtete die Wut gegen die Personen,
die sich ja eigentlich rührend um ihn kümmerten.
Dies ist durchaus ein typisches Verhalten deprivier-
ter Kinder.

Es zeigte sich im Interview aber auch, dass die
Betreuung durch die Pflegefamilie positiv wirkte. Er
zeigte klare und sichere Routinen, konnte sich im
Spiel auf andere einlassen, sich einfühlen und am
Ende auch die Spielsituation geregelt und reguliert
beenden. Daher konnte man – ausgehend von die-
sem Interview – sagen, dass die Platzierung in der
Pflegefamilie sicher mit 20 Monaten relativ spät
durchgeführt wurde, dass sie aber nach wie vor
wichtig war und dem Jungen eine Perspektive bot.
Trotzdem war aufgrund seiner niedrigen Intelligenz
und des Zusammentreffens neurobiologischer Risi-
ken (Alkohol und Nikotin während der Schwanger-
schaft der Mutter) mit negativen Beziehungserfah-

rungen davon auszugehen, dass er langfristig im
betreuten Verhältnis leben wird.

Trotzdem waren der Verbleib in der positiven
Pflegefamilie und die gute Einbindung in die heil-
pädagogische Schule essenziell, so dass die kin-
derpsychiatrische Intervention das Ziel verfolgen
musste, den betreuenden Personen dabei behilf-
lich zu sein, mit dem schwer regulierbaren Jungen
umzugehen. Hierzu gehörten eine ausreichende
psychopharmakologische Behandlung zur Verbes-
serung der Impulssteuerungs- und Regulationsfä-
higkeit (Kombination aus atypischen und nieder-
potenten Neuroleptika), die Unterstützung seiner
Spielfähigkeit als positive Ressource sowie eine
konsequente pädagogische Führung zur Verbesse-
rung seiner Regulationsfähigkeit.

6.2.2 Arbeit mit den Beziehungspersonen

Die zentrale Voraussetzung für eine sichere Bindung und befriedigende Beziehungsgestaltung
sind Momente der Interaktion und des Dialogs,
in welchen ein sensitives und angemessenes Beziehungsverhalten der Beziehungsperson dem
Kind dabei hilft, ein inneres Gefühl von Sicherheit zu entwickeln. Grundsätzlich können zwei
unterschiedliche therapeutische Herangehens-
weisen darauf abzielen, Kindern mit reaktiven
Bindungsstörungen und ihren Beziehungspersonen dabei zu helfen, sich mehr und positiver
aufeinander zu beziehen und angemessener miteinander zu interagieren:

- Strategien, die sich auf die Arbeit mit den
  Beziehungspersonen allein ausrichten,
- Strategien, die sich auf eine Arbeit mit Kind
  und Bezugsperson (Mutter, Vater, Dyade,
  Triade, Familie) ausrichten.

Ziel der **psychoedukativen und psychotherapeutischen Elternarbeit** ist es, den Eltern zu
ermöglichen, eine positive Beziehung zu ihrem
Kind und positive Interaktionen mit diesem zu

etablieren, auch wenn das Kind aufgrund eigener schwieriger Eigenschaften schwer zu erreichen ist. Als erster Schritt ist in einer solchen therapeutischen Beratung zunächst einmal notwendig, die Gefühle auf Seiten der Eltern in Bezug auf ihr Kind offenzulegen. Diese sind manchmal sehr inkonsistent, aufgeladen mit eigenen projektiven Identifikationen, können aber auch aggressiv und ablehnend sein. Im Rahmen einer einfühlsamen psychotherapeutischen Beratung kann den Eltern geholfen werden, Strategien bei der Regulierung des kindlichen Verhaltens zu entwickeln. Auch kann es darum gehen, mit den Eltern intensiv an ihren eigenen Gefühlen von Angst, Frustration und Ärger zu arbeiten. Hierbei ist es außerordentlich wichtig, ein gutes Arbeitsbündnis mit den Eltern zu gestalten, in dem Eltern und Therapeut an gemeinsamen Zielen arbeiten. Hart und Thomas (2000) haben Modelle dafür entwickelt, wie man die Pflege- bzw. Adoptiveltern zu Ko-Therapeuten machen kann. Der Vorteil der alleinigen Arbeit mit Eltern kann darin bestehen, dass der Therapeut nicht in den Fokus der Beziehungssuche des Kindes kommt, so dass er dann auch nicht in die Konkurrenz mit den Eltern gerät.

Allerdings gibt es auch Grenzen dieser Methode, wenn beispielsweise Eltern durch ihre eigene Wut und Angst so überwältigt werden, dass es sich als unmöglich erweist, sie positiv zu beeinflussen. Manchmal ist auch das Ansprechen der eigenen Symptome und der Psychopathologie der Eltern notwendig. Wenn sich im Rahmen einer eigenen Störung bei den Eltern eine verzerrte negative Wahrnehmung des Kindes entwickelt, ist es immer schwierig, in Stresssituationen eine sensitive und fürsorgliche Haltung gegenüber dem Kind zu bewahren. Es ist nicht selten, dass Eltern eine eigene individuelle Behandlung benötigen, wobei die Überweisung zum Erwachsenentherapeuten oft auf Widerstand stößt. Ebenso kann ein erheblicher Risikofaktor in einer gestörten Partnerschaftsbeziehung der Eltern liegen, so dass paartherapeutische Interventionen notwendig werden. Auch hier besteht die Kunst des Therapeuten darin, ohne Schuldzuweisung und mit viel Einfühlungsvermögen die Eltern von der Notwendigkeit einer solchen Behandlung zu überzeugen.

Eine über die reine Elternarbeit hinausgehende Methode besteht in der **Eltern-Kleinkind-Psychotherapie**, welche eine Beziehungsarbeit mit Eltern und Kind zusammen beinhaltet (von Klitzing 1998, 2005). Es gibt zwei etablierte Modelle dieser Psychotherapie-Form (meist in der Mutter-Kind-Dyade): die Interaction Guidance (McDonough 1993) und die psychoanalytische Eltern-Kleinkind-Psychotherapie (Cramer 1988; Lebovici 1983). In den letzten Jahren hat sich noch ein neues kinderzentriertes Psychotherapie-Programm zur Behandlung gestörter Mutter-Kind-Beziehungen entwickelt, die Methode »Watch, wait and wonder« (Cohen et al. 1999). Keine dieser Therapieformen wurde formell an Kindern mit Bindungsstörungen überprüft – doch zeigte sich in empirischen Evaluationsstudien, dass diese Therapiemethoden die Bindungsbeziehungen zwischen Eltern und Kind verbessern können.

Eltern-Kleinkind-Psychotherapien richten sich auf Interaktionen sowie auf die mit diesen verbundenen subjektiven Erfahrungen bei Eltern und Kind innerhalb der Beziehung und gehen von der Beobachtung wechselnder Muster emotionaler Bezogenheiten in Dyaden und Triaden aus. Die Therapeuten helfen den Eltern dabei, sich in die emotionale Erfahrungswelt des Kindes hineinzuversetzen und diese mit den eigenen emotionalen Erlebnisweisen zu verbinden:

- Die **Interaction Guidance** fokussiert dabei auf die Verhaltensebene und benutzt Videoaufzeichnungen, mit deren Hilfe mit der Elternfigur bestimmte Interaktionsmuster bearbeitet werden, wobei im Wesentlichen positive Interaktionselemente als Ausgangspunkt genommen werden, die dann vom Therapeuten gegenüber den Elternfiguren positiv verstärkt werden (Hedenbro u. Liden 2002).

- In der **psychoanalytischen Eltern-Kleinkind-Psychotherapie** werden dagegen im Hier und Jetzt der therapeutischen Sitzung zu beobachtende Interaktionen zum Ausgangspunkt der Reflexion phantasmatischer Hintergründe bei den Eltern genommen. Lebovici (1988) stellt diesbezüglich der beobachtbaren Interaktion die phantasmatische Interaktion in der Innenwelt der Eltern gegenüber. Solche durch die Deutungen der Therapeuten ausgelösten fokussierten Reflexionen können dann dazu führen, dass Eltern ihre eigene konflikthafte Innenwelt gezielt in Bezug auf das Kind bearbeiten und neue Lösungswege beschreiten.
- In der Methode »**Watch, wait and wonder**« werden Mütter dazu ermutigt, das Spielverhalten ihrer Kinder zu beobachten und ausschließlich auf dieses zu reagieren, so dass das jeweilige Kind in der therapeutischen Interaktion die Führung übernimmt, ohne dass die Eltern zu schnell durch projektive Verzerrungen geebnete Pfade beschreiten. Die Therapeuten greifen dann bei den Eltern aufkommende Angstaffekte auf, die in einer zweiten Therapiephase im Gespräch bearbeitet werden.

Obwohl solche interaktiv orientierten Therapien oftmals dyadisch ausgerichtet sind und vorwiegend Mutter-Kind-Beziehungen ansprechen, sollte gerade im Rahmen von Bindungsstörungen ein erweiterter Beziehungskontext aufgegriffen werden, wenn möglich, durch den Einbezug des Vaters und/oder die Ausrichtung auf die gesamte Familie. Meist zeigt sich in einer ressourcenorientierten Praxis, dass neben der Mutter weitere für das Kind wichtige Beziehungspersonen wie Vater, Geschwister und Großeltern gewonnen werden können.

🛈 **Die Eltern-Kleinkind-Psychotherapie ist vorwiegend das Mittel der Wahl bei sehr kleinen, meist unter 3 Jahre alten Kindern, bei welchen sich die auf Symbolisierung ausgerichteten, individuellen Psychotherapie-Formen aufgrund ihres Entwicklungsstandes Kindes noch nicht anbieten.**

6.2.3 Einzelpsychotherapie

Die Bindungstheorie einen großen Einfluss auf psychotherapeutische, insbesondere psychodynamische Konzepte gewonnen. Oftmals werden bei Indikationsstellungen das Wissen über Bindungsmuster in die Überlegungen aufgenommen und die Beeinflussung solcher Bindungsmuster als Ziele psychotherapeutischer Behandlungen definiert (vgl. Zusammenfassung bei Brisch 1999). Trotzdem findet sich in der Fachliteratur nur wenig über die psychotherapeutische Behandlung von Kindern mit reaktiven Bindungsstörungen. Es gibt einzelne Fall- und Erfahrungsberichte, aber so gut wie keine empirischen Untersuchungen über Prozess und Wirksamkeit psychotherapeutischer Ansätze bei Bindungsstörungen. Dies liegt wahrscheinlich daran, dass die Einflussnahme auf die psychosozialen Lebensbedingungen und Beziehungswelten der Kinder als derartig zentral angesehen wird, dass der psychotherapeutische Umgang mit den psychopathologischen Folgen schwerer Vernachlässigungserfahrungen bei Kindern kaum ins Blickfeld gerät. Zudem erscheint die Möglichkeit zur psychotherapeutischen Einflussnahme auf schwer beziehungsgeschädigte Kinder nur gering. Trotzdem sollte bei allem psychosozialen »Management« das Kind als Individuum nicht aus dem Auge geraten und als solches auch angesprochen werden. Einzeltherapeutische Kontakte mit Kindern werden möglich und sinnvoll, sobald sich deren Symbolisierungs- und Sprachfähigkeit zu entwickeln beginnt und sich ab dem vierten Lebensjahr Möglichkeiten des Als-ob-Spiels und des Erzählens eröffnen. Aufgrund fehlender empirischer Untersuchungen über die Einzelpsychotherapie bindungsgestörter Kinder werden im Folgenden vor allem theoretische Überlegungen und klinische Erfahrungen dargelegt.

Es gibt praktisch keine Arbeiten über **Verhaltenstherapie** mit bindungsgestörten Kindern. Einzig Buckner et al. (2008) präsentierten in einer Fallstudie die Technik des so genannten Behavior Management Training (BMT, Verhaltensmanagementtraining) bei der Behandlung eines 7 Jahre alten Mädchens mit einer reaktiven Bindungsstörung. Es gelang ihnen mittels verhaltensorientierten Trainings, problematische Verhaltensweisen im Rahmen von Bindungsstörungen merklich zu reduzieren, und zwar
- ungerichtetes Beziehungsverhalten,
- Aggression,
- aggressives Verhalten mit Impulssteuerungsproblemen.

Dabei setzten sie verhaltenstherapeutische Techniken wie beispielsweise gezielte Belohnungs- und Verstärkungsreize ein. Die Autoren verwiesen darauf, dass die Symptomreduktion die Eingliederung der Kinder beispielsweise in Pflegefamilien oftmals erheblich erleichtert und damit auch die Prognose verbessert.

Das Eintreten in eine psychoanalytisch orientierte Psychotherapie mit einem bindungsgestörten Kind bedarf einer guten Ausbildung und großer Erfahrung im Umgang mit Übertragungs- und Gegenübertragungsphänomenen sowie eines recht intensiven Behandlungssettings mit mehrmalig pro Woche stattfindenden Therapiestunden und einer längeren, auf mehrere Jahre ausgerichtete Therapiedauer. Sind diese Voraussetzungen nicht gegeben, besteht die Gefahr, dass erneute negative Beziehungserfahrungen oder gar Traumatisierungen in der Psychotherapie re-inszeniert werden. Eine besondere Aufmerksamkeit ist der Indikationsstellung und der

Anfangsphase einer solchen Therapie zu widmen (von Klitzing u. Bürgin 1994).

Die therapeutische Beziehung entwickelt sich bei den verschiedenen Typen der Bindungsstörung meist ganz unterschiedlich. Wie in ▶ Abschn. 2.2.1 beschrieben, stehen beim **gehemmten Typus** die Furchtsamkeit, das Unglücklichsein, aber auch die Aggressionen im Vordergrund. Oftmals verbessert sich diese Art von Symptomen, wenn das Kind in eine bessere Beziehungsumwelt verbracht wurde. Trotzdem können die beschriebenen schwierigen Emotionen weiterhin die Innenwelt des Kindes prägen, dabei aber u. U. in ihrer Intensität eine bestimmte Schwelle unterschreiten, so dass die Umwelt das Leiden des Kindes vielleicht gar nicht mehr wahrnimmt.

Ein Kind mit einer gehemmten Form der Bindungsstörung wird sich nur vorsichtig in die einzeltherapeutische Beziehung hineinbegeben. Beziehungsängste werden unmittelbar und von Anfang an spürbar und können früh angesprochen und gedeutet werden.

> ❗ **Eine ganz besondere Aufmerksamkeit muss auf den langsamen Beziehungsaufbau gelegt werden, in welchem dem Kind auf keinen Fall zu schnell zu viel Nähe angeboten werden darf. Oftmals wird das Kind über viele Stunden lang seinen eigenen Intentionen nachgehen, also beispielsweise ein bestimmtes Spielmuster verfolgen, ohne dem Therapeuten als Gegenüber scheinbar irgendwelche Bedeutung zu schenken.**

Fallbeispiel: Lisa (Fortsetzung)

Das in ▶ Abschn. 6.1 bereits beschriebene 5-jährige Mädchen Lisa, das nach wechselnden Heimaufenthalten in eine gute Pflegefamilie gekommen war, zeigte während der zweimal pro Woche stattfindenden Therapiestunden ein recht stereotypes Verhalten. Sie spielte immer wieder kleinere Spiele mit Tierfiguren, die sich gegenseitig misshandelten, vom Jäger erschossen wurden oder im Gefängnis landeten. Dabei benutzte sie eine rüde Sprache mit vielen analen Ausdrücken und beschäftigte sich immer wieder auch mit urethralen und analen Ausscheidungsvorgängen. Die Therapeutin fühlte sich wie eine Zuschauerin, die ab und zu eine Rolle in dem rigiden Spielablauf übernehmen musste, der aber keinerlei Selbstständigkeit zugebilligt wurde. Wenn sie irgendetwas von dem Spiel des Mädchens kommentieren wollte, sagte die kleine Lisa: »Sei still!« Und sie gab zu erkennen, dass sie kein eigenständiges Mitwirken der Therapeutin wünschte. Bald fühlte sich die Therapeutin nutzlos und an den Rand gedrängt und ohne jede Bedeutung für den Fortgang der Therapie. Gleichzeitig berichtete aber die Pflegemutter, dass sich Lisa erheblich in ihrer Verhaltensregulation verbessert hatte und weniger sexualisierendes Verhalten aufwies. Erst nach einem Jahr regelmäßig zweimal pro Woche stattfindender Psychotherapie-Sitzungen, die in etwa immer so wie beschrieben abliefen, begann das Kind, in eine reziproke Beziehung zur Therapeutin zu treten.

Man kann also davon ausgehen, dass Lisa ihre eingeschränkten sozialen Interaktionen auch in der Therapie gezeigt hatte und dass sie sich letztlich aus Beziehungsfurcht und Angst vor dem Enttäuscht-Werden nur sehr zögernd in eine wirkliche Beziehung einließ. Bestenfalls kann man noch davon sprechen, dass sie im Sinne Winnicotts (1971) wie ein Kleinkind alleine im Beisein des mütterlichen Objekts gespielt hat. Diesem Spielen in Anwesenheit eines zunehmend bedeutsamen Gegenübers wird aber nach Winnicott eine recht wichtige Bedeutung bei der Beziehungsentwicklung des Kindes zugesprochen – in dem Sinne, dass das Kind nun sehr langsam einen Übergangsraum zwischen sich und dem Objekt schafft. Für das Kind ist es wichtig, dass die Therapeutin zunächst durch passives Zusehen Teil ihrer eigenen inneren Welt wird.

*Die Gegenübertragung der Therapeutin, wert- und nutzlos zu sein, musste diese bei sich selbst erst einmal verarbeiten – sie musste also lernen, die Be-*grenztheit der Beziehungsmöglichkeiten mit dem Kind, welches über solch negative Beziehungserfahrungen verfügte, zu akzeptieren. Ein Kunstfehler wäre es gewesen, hier zu aktiv oder gar frühzeitig deutend einzugreifen und das Kind in eine passive Rolle zu drängen, nur um sich selbst als Therapeut wirksam zu fühlen. Man kann also sagen, dass in solchen Fällen die Geduld des Therapeuten in ganz besonderer Weise gefordert ist.*

Noch schwieriger ist der psychotherapeutische Umgang mit Kindern, die den enthemmten Typus der Bindungsstörung aufweisen. Wie in ▶ Abschn. 3.3 dargestellt, können die von dem Kind selbst initiierten Kreisläufe von Aggression gegenüber dem Objekt, die scheinbare Beliebigkeit im Umgang mit dem Gegenüber und mit der meist gegenüber einem solchen Verhalten ebenfalls aggressiv reagierenden Beziehungsumwelt als ein Ausdruck eines **Wiederholungszwangs** verstanden werden, in welchem das Kind die traumatisierenden Beziehungserfahrungen immer wieder herstellt – entweder in der Hoffnung, sie doch noch lösen zu können, oder mit dem unbewussten Motiv, in dieser Beziehungsdynamik zumindest nicht passiv ausgeliefert, sondern aktiv gestaltend zu sein. Der meist oberflächlich wirkende, subjektiv wenig Leidendruck vermittelnde Affekt des Kindes in einem solchen Beziehungsgeschehen kann nach Klein (1940) als **manische Abwehr** verstanden werden.

Die Gestaltung eines psychotherapeutischen Beziehungsangebotes in einer solchen Situation ist oft sehr schwierig, manchmal sogar unmöglich. Zunächst einmal wirkt es ja so, als ob das Kind den Therapeuten als beliebiges und nicht als bedeutungsvolles Gegenüber besetzt, d. h. ihn jederzeit austauschen könnte, so dass sich keine wirklich konstante Übertragungs- und damit auch Gegenübertragungsbeziehung entwickelt. Oberflächlich betrachtet konstelliert sich auch kein Leiden in der therapeutischen Beziehung und damit keine Energie, die zur Veränderung streben könnte. Das Kind verlässt nach manchmal katastrophal verlaufenden Therapiestunden äußerlich zufrieden den Therapieraum und lässt den frustrierten Therapeuten zurück. Traurige oder gar depressive Affekte werden stark abgewehrt, sind somit nicht spürbar und können deshalb auch in der Beziehung nicht bearbeitet werden.

Die einzige Weise, wie der Therapeut sich der abgewehrten affektiven Welt des Kindes nähern kann, ist die Bearbeitung seiner eigenen Gegenübertragungsgefühle. Nicht selten fühlt sich der Therapeut nach wenigen therapeutischen Sitzungen hilflos, zunehmend auch wütend und voller Selbstwertzweifel. Hierbei scheint es sich meist um eine »symmetrische Identifikation« mit dem abgewehrten und abgespaltenen Affekten des Patienten zu handeln (Racker 1988). Die Gefahr besteht darin, dass der Therapeut nun mittels Identifizierung diese abgewehrten Affekte des Patienten tatsächlich übernimmt und sie wieder in die Beziehung (beispielsweise mittels aggressiven Gegenagierens) einfließen lässt, so dass sich nunmehr der Patient (scheinbar mit Recht) von der Aggression des Therapeuten angegriffen fühlt und selbst wiederum aggressiv agiert (projektive Identifizierung). Finden solche wechselseitigen Projektions- und Identifikationsprozesse statt, ohne dass sie in irgendeiner Form symbolisiert werden können, führt dies meist zu einer Wiederholung vernachlässigender und misshandelnder Handlungen in der Therapeut-Patient-Beziehung. Hieraus resultiert, dass sich die Situation in einer solchen Therapie für den Patienten objektiv und subjektiv verschlechtert, da die schwierigen schädigenden Beziehungserfahrungen einfach nur wiederholt werden (interpersonaler Wiederholungszwang).

> **Definition**
>
> Unter **projektiver Identifizierung** versteht man einen psychischen Vorgang, in dem intrapsychisch vorhandene (meist negative) Affekte und mit diesen verbundene Vorstellungen in einem interpersonalen Vorgang in ein Gegenüber verlegt werden. So kann beispielsweise eine eigene Aggression im subjektiven Erleben in eine Aggression eines Gegenübers verwandelt werden.

Winnicott (1947) spricht in Bezug auf das beschriebene therapeutische Geschehen von dem Phänomen des **Hasses in der Gegenübertragung**, welcher der Therapeut zunächst einmal bei sich selbst wahrnehmen und auch bearbeiten muss. Meist entspricht es ja nicht dem Idealbild therapeutischer Berufsgruppen, selbst Aggressionen auf Patienten zu entwickeln. Deshalb werden solche Affekte häufig von schlecht ausgebildeten Therapeuten ohne ausreichende Selbsterfahrung abgewehrt, abgespalten, verleugnet und stehen deshalb nicht für eine integrative Beziehungsbewegung zur Verfügung.

Der gut ausgebildete Therapeut muss nun diesem negativen Beziehungszirkel zwei Funktionsweisen entgegensetzen:

- Erstens muss er versuchen, die in der Beziehung und in ihm selbst auftauchenden negativen Affekte wie in einem flexiblen aber unzerstörbaren Gefäß (»container«, Bion 1962) zu halten, ohne dass seine eigene therapeutische Funktion und auch die Beziehung zum Patienten zerbricht.
- Zweitens muss er sich mit aller Kraft einem Agieren eigener negativer Affekte widersetzen. Ein solches Agieren kann sich relativ rasch beispielsweise in sadistisch geprägten Erziehungsmaßnahmen, Drohungen und Ausstoßungen Bahn schlagen. Auch können voreilige aggressiv gefärbte Deutungen die Funktion agierter Aggressionen übernehmen.

In der Therapie von Kindern mit Bindungsstörungen vor allem vom enthemmten Typ tauchen in der Gegenübertragung des Therapeuten häufig Impulse auf, das Kind zu maßregeln, aggressive Deutungen zu geben oder die therapeutische Beziehung vorzeitig zu beenden. Einerseits ist es wichtig, dem Kind einen unzerstörbaren Rahmen zu bieten, also Mobiliar, Gegenstände wie auch das gesamte therapeutische Setting zu schützen; andererseits sollten solche Aktionen nicht von eigenen sadistischen Impulsen »infiziert« sein. Immer wenn in der Gegenübertragung des Therapeuten dringende Handlungsimpulse auftauchen, sollte dieser unter allen Umständen versuchen, eine möglichst lange Zeit zwischen dem aufkommenden Impuls und seiner Umsetzung in Handlung verstreichen zu lassen, um in dieser Zeit auch noch über die Bedeutung dieser Impulse zu reflektieren.

Erst wenn der Therapeut in seiner haltenden Funktion ausreichend lang dem Kind zur Verfügung gestanden hat und das Kind sich vor der agierten Aggression in der Gegenübertragung des Therapeuten sicher fühlt, kann die Arbeit beginnen, solche mittels projektiver Identifizierung in den Therapeuten verlegten negativen Affekte psychisch zu »verdauen«. Diese Arbeit beginnt immer zunächst im Therapeuten selbst. Er muss beginnen, die schwierigen Affekte zu verstehen, sie in einen Zusammenhang mit den Beziehungserfahrungen des Kindes zu bringen und sie in die psychotherapeutische Beziehung zu integrieren. In einem zweiten Schritt kann er versuchen, solche verstehenden mentalisierenden Vorgänge in Sprache zu fassen und sie mittels Deutung dem Kind zur Verfügung zu stellen. Dabei ist ein hohes Maß an psychischer Arbeit notwendig, um das bisher Unausgesprochene in Worte zu fassen, am besten im Zusammenhang mit dem, was in der Beziehung im Hier und Jetzt geschehen ist. Fonagy und Target (2000) sprechen davon, dass in solchen Fällen das Einsetzen des Mentalisierungsprozesses das Ziel und nicht die Voraussetzung einer Psychotherapie ist.

Fallbeispiel: Auszüge aus einem therapeutischen Erstgespräch mit H. (von Klitzing u. Bürgin 1994)

H. war in seiner frühen Kindheit von der psychisch kranken Mutter in den meisten elementaren Lebensbereichen vernachlässigt worden und infolge des Zerbrechens der elterlichen Beziehung für einige Monate gegen den Willen der Mutter zum Vater gekommen. Er wurde dann vom Jugendamt in einer Pflegefamilie platziert, wobei das Pflegeverhältnis aufgrund des plötzlichen Todes seiner Pflegemutter im sechsten Lebensjahr zerbrach. Beim Erstgespräch war der Junge 8 Jahre alt und hatte schon mehrere Heime »verbraucht«, weil sein Verhalten zu schwierig war. Eine längere Zeit in unserer kinderpsychiatrischen Klinik war unausweichlich.

H. wurde mir nach den ersten vier Monaten der stationären Behandlung zur Einleitung einer psychoanalytischen Therapie überwiesen. Schon vor Betreten des Therapiezimmers bedeutete H. mir, dass er mit mir Fußball spielen wolle. Im Zimmer deutete er auf das in einem Schrank befindliche Tischfußballspiel und sagte: »Sie haben die Wahl, entweder das Spiel dort oben oder Fußball spielen.« Als ich seinen Wunsch nicht sofort erfüllte, setzte er sich aus einer Mischung von Enttäuschung, Trotz, Wut und Trauer in eine Ecke des Zimmers und schrie: »Entweder – oder, sonst gehe ich und bringe mich um.« Ich versuchte diese Reaktion zu hinterfragen, worauf H. sein mitgebrachtes Stofftier voller Wut auf die Stuhllehne schlug und dann das Zimmer verließ. Nach etwa fünf Minuten stürmte er wieder herein und schrie: »Sie sind noch schlimmer als Dr. R. (der Arzt, der die Abklärungsuntersuchung geleitet und später unsere Klinik verlassen hatte).« Ich lächelte kurz aus Erleichterung über die Rückkehr von H. in das Zimmer und die Wiederaufnahme des verbalen Kontaktes. Daraufhin rief H.: »Sie machen sich über mich lustig.« Dazu sagte ich: »Ich kann mir vorstellen, dass es eine große Wut macht, so von Dr. R. verlassen worden zu sein.« H. darauf: »Ich will nicht reden.« Dabei fing er an, das im Zimmer stehende Puppenhaus aufzuräumen. Ich setz-

te mich hinter ihn, schaute eine Weile zu und sagte dann: »Du behandelst mich eigentlich besser, als du behandelt wurdest. Du gibst mir noch eine Wahl zwischen zwei Möglichkeiten. Du hingegen hattest oft keine Wahl, wie z. B., als dich Dr. R. einfach verlassen hat.« Mittlerweile war H. ganz ruhig geworden. Die restliche Zeit der Stunde verbrachte er mit Aufräumen des Puppenhauses. Zwischen ihm und mir entfaltete sich ein entspannter Dialog darüber, wie man das teilweise lädierte Puppenhaus reparieren könne. Am Ende wurde der nächste Termin vereinbart, und H. kündigte an, dass er Klebstoff für die abgebrochenen Teile mitbringen wolle.

H. kontrollierte – wahrscheinlich aus Angst heraus – von Anfang an unsere Beziehung. Er verweigerte den Dialog und versuchte, mich zu instrumentalisieren. Eine kleine Frustration beantwortete er gleich mit großer Wut. Er schützte mich aber vor seinem aggressiven Impuls, indem er diesen zunächst auf das Stofftier, dann mittels der Suiziddrohung auf sich selbst richtete und schließlich räumliche Distanz suchte, indem er den Raum verließ. Ich selbst fühlte mich zunächst der Verweigerungshaltung des Kindes gegenüber hilflos und musste mich deutlich zurückhalten, nicht harsch pädagogisch auf das Verhalten des Kindes zu reagieren. Eine solche unmittelbare Reaktion hätte wahrscheinlich die Situation eskalieren lassen. Nach einigem Zögern und innerer Reflexion brachte ich eine erste vorsichtige Deutung an, die sich auf das in der kurzen Sequenz auch sichtbare empathische und soziale Element in H.s Verhalten bezog. Das, was nach außen hin wie eine destruktive Handlungssequenz aussah, versuchte ich in einen Bedeutungszusammenhang zu bringen, welcher sowohl die subjektive Situation des Patienten als auch meine eigene Befindlichkeit und deren Bedeutung anerkannte. Dieser als Mentalisierung bezeichnete Vorgang führte merklich zu einer Beruhigung der Situation.

Natürlich gelingen solche Prozesse nicht immer. Manchmal vergehen viele Stunden der Behandlung, ohne dass den Affekten und dem Handeln wirklich nachvollziehbare Bedeutung zugeordnet werden kann. Trotzdem bedeutet die Mentalisierung unaussprechbarer Affekte in Verbindung mit schwersten Beziehungskonflikten eine Chance für das Kind, vom rein handelnden und wiederholenden Umgang hin zu einer verarbeitenden Integrationsleistung zu kommen.

> **Definition**
>
> **Mentalisierung** bedeutet in der Psychoanalyse die Fähigkeit, das eigene Verhalten oder das Verhalten anderer Menschen durch Zuschreibung mentaler Zustände zu interpretieren. Hierbei wird also nicht nur auf das Verhalten des Gegenübers eingegangen, sondern auch auf die eigenen Vorstellungen über dessen Überzeugungen, Gefühle, Einstellungen, Wünsche etc., die dem Verhalten zugrunde liegen (Fonagy et al. 1991, 2002).

Wenn die psychotherapeutische Behandlung auf die beschriebene Weise voranschreitet und es dem Kind gelingt, sich mit der mentalisierenden Funktion der therapeutischen Arbeit zu identifizieren, kann es aus dem malignen Vorgang des Wiederholungszwangs heraus zu seiner eigentlichen Problematik geführt werden. Es ist dabei aber zu beachten, dass die Wahrnehmung und Anerkennung des eigenen Schicksals voller Vernachlässigung und Misshandlung für das Kind eine große Herausforderung darstellt, welche meistens mit Traurigkeit und Depressivität einhergeht. Nun ist es die Aufgabe des Therapeuten und auch der pädagogischen Beziehungsumwelt, solche für die Selbstentwicklung des Kindes schwierigen Trauer- und Depressionsaffekte zu halten. In der therapeutischen Bearbeitung der nun sichtbar gewordenen Trauergefühle, die ja auch die Tatsache impliziert, dass die therapeutische Beziehung nicht für die Ewigkeit ist und es auch hier wieder zu Trennungen kommen wird, besteht für das Kind die Chance, die schweren Wunden in der eigenen Selbstentwicklung mittels einer heilenden integrativen Bewegung zu heilen.

6.2.4 Umgang mit Aggression und Sexualisierung

Die Symptome reaktiver Bindungsstörungen sind häufig begleitet von aggressiven (insbesondere bei Jungen) und sexualisierenden (insbesondere bei Mädchen) Verhaltensweisen. Es gibt keine empirischen Untersuchungen darüber, ob sich Aggressionen im Rahmen von reaktiven Bindungsstörungen grundsätzlich von solchen bei Störungen des Sozialverhaltens oder anderen Verhaltensstörungen unterscheiden. Es ist auch nicht eindeutig evaluiert, ob Behandlungsprogramme, die für Störungen des Sozialverhaltens entwickelt wurden, auch bei aggressivem Verhalten im Rahmen reaktiver Bindungsstörungen anwendbar und erfolgreich sind. Verhaltenstherapeutisch orientierte Trainingsprogramme setzen aber oftmals voraus, dass sich das Kind in einem verlässlichen Beziehungssystem befindet, in dessen Rahmen sich positive und negative Konditionierungen sowie Vorgänge des Modell-Lernens entwickeln können. Da die Beziehungsgestaltung selbst aber Kern der reaktiven Bindungsstörung ist, kann diese Voraussetzung für verhaltenstherapeutische Trainingsprogramme nicht immer als gegeben angesehen werden.

Zunächst sollte aber ein Verständnis der Aggression und der Sexualisierung im Rahmen von Bindungsstörungen und Deprivationserfahrungen entwickelt werden, um aus diesen therapeutische Strategien abzuleiten.

Die psychoanalytische Objektbeziehungstheorie geht davon aus, dass sich die Bildung einer stabilen Selbstrepräsentanz immer im Zusammenhang mit Erfahrungen von verlässlichen Objektbeziehungen entwickelt. Im Rahmen ausreichend guter Objektbeziehungen werden starke Gefühle von Aggression und Hass, die auch Teil der frühen Eltern-Kind-Beziehung sind, mit Liebesbestrebungen verbunden, so dass die ausgedrückten Affekte letztlich immer »abgepufferte« Bewegungen darstellen. Fehlt aber über lange Zeit ein zusammenfügendes Realobjekt, so entsteht auch im Innenleben des Kindes keine integrierende Objektrepräsentanz, die für die Regulierung von Affekten sorgen kann. Unabhängig davon, ob die Destruktivität einem primären Trieb gleichkommt oder sekundär ist, d. h. nach frühkindlichen Frustrationserfahrungen oder auf Übergriffe folgend entstanden ist, bleiben die »narzisstischen Rage-Phantasien unerschöpflich« (Bürgin 2007), wenn nicht ein gutes inneres Bild von einem Objekt hier zum regulierenden Ausgleich zur Verfügung steht. Ausgehend von der starken narzisstischen Kränkung, welche der konstanten Vernachlässigung innewohnt, entwickelt sich im Selbst ein Größenselbst, welches eine Art Reaktion auf die Kränkung des Selbst darstellt. Ein solches brüchiges Größenselbst neigt dazu, auf jede weitere Verletzung des Selbstgefühls mit narzisstischer Rage zu reagieren.

Dieser Mechanismus scheint der Tendenz zugrunde zu liegen, dass gerade bindungsgestörte Kinder häufig dazu neigen, schwerwiegende Wutgefühle zu entwickeln und die damit verbundenen aggressiven Impulse nicht mehr zu kontrollieren. Auslöser für solche Wutattacken sind meist für die Außenwelt eher geringfügig scheinende Frustrationen und Kränkungen, die aber für das verletzliche Selbst des bindungsgestörten Kindes überaus schwerwiegend sind. Manchmal nimmt die Umgebung die kleinen Verletzungen nicht einmal wirklich wahr, so dass dann Bezugspersonen dazu neigen, davon zu sprechen, dass ein Kind »ohne jeden Grund« unangemessen wütend reagiert. Hier muss sich der Diagnostiker in der intensiven Auseinandersetzung mit dem Kind einen Eindruck darüber verschaffen, welche psychischen »Mikro-Kränkungen« Auslöser für die Wutanfälle sind. Oftmals handelt es sich dabei gar nicht um real intendierte Kränkungen, sondern vielmehr um Missverständnisse, welche einem Kind bei der Wahrnehmung von Affekten des Gegenübers unterlaufen können. Solche Missverständnisse sind vor dem Hintergrund zu verstehen, dass gerade Kinder, die wenig verlässliche Beziehungspersonen erfahren haben, kaum eine realistische Einschätzung der affektiven Welt des Gegenübers entwickeln können und meist unspezifische Affekte des Gegenübers als Aggression deuten. Nach der psychoanalytischen Theorie basieren solche Fehldeutungen auf dem Mechanismus der »projektiven Identifizierung«.

Da das eigene Selbst sich dann von der projizierten Aggression wiederum bedroht fühlt, entwickelt es nun in einem identifikatorischen Akt eine aggressive Gegenbewegung gegen das in der Außenwelt erlebte, aber doch eigentlich zum eigenen Selbst gehörende Aggressionspotenzial.

Fallbeispiel: Peter (Fortsetzung)

Der 6-jährige Peter, der zunächst von seinen psychisch kranken Eltern stark vernachlässigt wurde und dann in mehrmals wechselnden Pflegefamilien bzw. Heimeinrichtungen aufgewachsen war, wurde von seinem Klassenlehrer und den Mitschülern in der 1. Klasse als extrem aggressiv geschildert. »Wie aus dem Nichts heraus« schlug er auf seinen Tischnachbarn ein und musste oft festgehalten werden, weil verbale Interventionen des Lehrers nicht mehr fruchteten. Nach kurzer Zeit hatten die meisten Mitschüler Angst vor ihm.

Im Einzelgespräch zeigte sich, dass Peter solch schlechte Beziehungserfahrungen gemacht hatte, dass er für sich in einer narzisstischen Gegenbewegung den Schluss gezogen hatte, selbst unanfechtbar und unbesiegbar zu sein. Diesem Größenselbst stand jedoch das Gefühl entgegen, dass keiner seiner Mitschüler ihn mochte oder mit ihm spielen wollte. Kleinste Affektäußerungen, ein kurzes Lachen oder eine Abwendung seines Tischnachbarn empfand er als eine derartig starke Aggression sich selbst gegenüber, dass er mit heftigen Wutanfällen seinen Tischnachbarn attackierte, um sich gegen sie zu wehren. Diese Vorgänge führten dann mit der Zeit tatsächlich dazu, dass er in der Klasse weitgehend abgelehnt wurde, so dass er sich in seiner Rage bestätigt fühlte.

Eine ähnliche Folge von Deprivationserfahrungen kann die Tendenz zur Sexualisierung sein, insbesondere bei Mädchen. Diese rührt aus der Erfahrung von über längere Zeit fehlender adäquater emotionaler Zuwendung durch Beziehungspersonen. Wenn dann Mädchen in einem pathologischen Beziehungsumfeld von Erwachsenen mit pädophilen Tendenzen auf der sexuellen Ebene ein gewisses Interesse spüren, laden sie die für ihr Alter nicht angemessene Ebene der Sexualität mit anderen frühen Beziehungsbedürfnissen auf. Die Sexualität wird zu dem Feld, auf dem sie sich in illusionärer narzisstischer Weise aktiv ihr Objekt selbst besorgen und dieses auch kontrollieren können.

> ❗ **Das Interesse sexualisierender Kinder besteht in Wirklichkeit gar nicht an der genital sexuellen Handlung, sondern vielmehr an der Befriedigung früherer Beziehungsbedürfnisse. Da diese aber nicht erfüllbar sind, werden die Wünsche auf die Ebene der genitalen Sexualität in eine für die Entwicklungsstufe inadäquate Weise verschoben.**

Solche primitiven Beziehungsgestaltungen fließen in der Regel in die psychoanalytischen Einzelbehandlung ein und finden – wenn es gut geht – ihren Ausdruck in der Übertragungsbeziehung. Hierfür ist es zunächst notwendig, dass der Therapeut ein ausreichend gut haltendes Beziehungsangebot macht (»containment«), bei der Gestaltung von Nähe und Distanz regulierend mitwirkt und trotz aller Aggression sein positives Beziehungsangebot nicht aufgibt. Ziel ist es in der weiteren Bearbeitung, die »narzisstische Rage refracta dosi auf ihre tiefen Enttäuschungswurzeln zurückzuführen« (Bürgin 2007).

Nun kann die Alltagsaggression oder -sexualisierung in einen Dialog mit einem Gegenüber eingebettet und im Rahmen des therapeutischen Bündnisses überhaupt »ins Auge gefasst werden«. In der unaufhörlichen Suche nach gemeinsam geteilten Bedeutungen im Hier und Jetzt einer Übertragungsbeziehung kann man versuchen, diese primitiven Beziehungstendenzen zu symbolisieren (beispielsweise in der Sprache, im Spiel, im Narrativ), um so dem Kind einen Verstehensraum zu eröffnen, in dem es zwar seine Aggressionen nicht einfach abbaut, jedoch seinem Ich die Möglichkeit bietet, durch Symbolisierung auch eine Regulation zu erreichen.

Meist folgt in einer erfolgreichen Psychotherapie auf die scheinbar unangreifbare narzisstische Erhöhung auch ein gewisses Maß an Verzweiflung über das in der eigenen Entwicklung Fehlende, die auch mit depressiven Gefühlen verbunden sein kann. Hier ist der Übergang in eine eher depressive emotionale Symptomatik durchaus ein Zeichen des Therapiefortschritts.

6.2.5 Elternarbeit im Rahmen der Einzelpsychotherapie

Der Elternarbeit im Rahmen von Einzelpsychotherapien von Kindern ist insbesondere in der psychoanalytisch orientierten Literatur einige Aufmerksamkeit gewidmet worden. Dass bei der Indikationsstellung evaluiert werden muss, ob die Fürsorge der Eltern gut genug ist, damit das Kind ohne weitere Deprivationsfolgen bei ihnen leben kann, wurde bereits Abschnitt 6.1 ausführlich diskutiert. Wenn dies der Fall ist, so müssen die Eltern in regelmäßig die Kindertherapie begleitenden Elternsitzungen darin unterstützt werden, ein elterliches Kompetenzgefühl zu gewinnen bzw. wiederzugewinnen. Meist sind es ja die Eltern selbst, die sehr wohl spüren, wie wenig sie – beispielsweise infolge eigener ungünstiger Lebensbedingungen (Partnerschaftskrisen, eigene psychische Erkrankung etc.) – dem Kind das gegeben haben, was es eigentlich braucht. Oftmals werden die eigenen Schuldgefühle durch Vorwürfe an andere externalisiert (»der böse Vater«, »die schlechten Lehrer«, »die unzureichenden Jugendämter«). Diese Art von Externalisierung ist ungünstig, weil sie die vertrauensvolle

Zusammenarbeit mit Helfern, insbesondere den Therapeuten, erschwert. Ein wichtiges Ziel der begleitenden Elternarbeit besteht nach Novick und Novick (2001, 2005) deshalb in der **Umformung der Schuldgefühle in eine Besorgnis**, die die Eltern dann mit dem Therapeuten teilen.

Obwohl Eltern von bindungsgestörten Kindern oftmals über lange Zeit nicht in der Lage gewesen sind, ihrem Kind eine ausreichend emotionale Zuwendung zu geben, sind die Beziehungen gerade zwischen Müttern und ihren Kindern in solchen Fällen häufig von Anklammerungstendenzen bis hin zur »Verschmelzung« geprägt. Die Kinder hängen dann nicht so sehr an ihren realen Eltern, sondern an ihrem Bild davon, wie sie sich ihre Eltern wünschen. Oftmals ist auch eine Art Generationenumkehrung eingetreten, indem sich Eltern in eher kindlicher Weise durch ihre Kinder in ihrem Leben eine Wendung zum Besseren erhoffen. Die Eltern-Kind-Dynamik ist dann von einer fehlenden Individuation geprägt. Eltern und Kind erleben sich als eine ungetrennte Einheit, in der es eben entweder beiden gut oder beiden schlecht geht, die also keinen Raum für individuelle Bedürfnisse lässt. In einer solchen Situation ist ein wesentliches Ziel der die Psychotherapie begleitenden Elternarbeit, die Fähigkeit der Eltern zu fördern, ihr Kind als getrennt von sich selbst wahrzunehmen.

> **Ziele der Elternarbeit (nach Novick u. Novick 2001, 2005)**
> - (Wieder-)Gewinnung eines Kompetenzgefühls der Eltern
> - Umformung der Schuldgefühle in (gemeinsame) Besorgnis
> - Unterstützung der Eltern darin, ihr Kind als getrennt von sich selbst wahrzunehmen

Eine ganze Reihe von Problemen, die die Kinderpsychotherapie erschweren können, muss dabei unbedingt in der begleitenden Elternarbeit aufgegriffen werden. So kann es beispielsweise für Eltern, gerade wenn sie unter Schuldgefühlen leiden, eine erhebliche narzisstische Kränkung bedeuten, wenn ihr Kind eine intensive Beziehung zum Therapeuten eingeht. Außerdem können Neidgefühle auftauchen, dass das Kind nun anscheinend in der Psychotherapie eine Zuwendung erhält, die sich die Eltern selbst wünschen würden. Kommen Kinder aus Pflege- oder Adoptivfamilien, was bei reaktiven Bindungsstörungen häufig der Fall ist, so können u. U. die Vorgeschichte des Kindes und die Tatsache, dass es nicht bei seinen eigenen Eltern lebt, eine Art Tabu oder Familiengeheimnis darstellen, welches dann Ausdruck der Vulnerabilität der Pflege- oder Adoptiveltern selbst ist (unerfüllter Kinderwunsch, eigene Versagensgefühle).

> ❗ Eine Offenlegung von Familiengeheimnissen ist eine unabdingbare Voraussetzung für eine funktionierende Psychotherapie eines bindungsgestörten Kindes, weil man ja vom Kind selbst auch erwartet, dass es seine inneren Gefühle und Konflikte offenlegt.

Kinder spüren solche Geheimnisse in der Regel. Sie machen sich dann hierzu Phantasien und haben das Gefühl, außerhalb der Familie zur Verschwiegenheit verpflichtet zu sein. Ein solches inneres Loyalitätsgefühl macht es ihnen schwer, sich in einer Kinderpsychotherapie zu öffnen.

Aber auch die Einstellung des Therapeuten gegenüber den Eltern muss kritisch reflektiert werden. Oftmals kommt es zu einer Über-Identifikation der Therapeuten mit dem (vernachlässigten) Kind, die in einer feindlichen Haltung gegenüber den Eltern resultieren kann. Dies ist aber die schlechteste Voraussetzung für eine gute Zusammenarbeit mit den Eltern. Selbstverständlich müssen Psychotherapeuten ein kritisches Auge darauf haben, ob die elterliche Fürsorge für das Kind ausreicht. Notfalls müssen sie auch Grenzen setzen und die Behörden einschalten. Wenn aber eine gemeinsame Arbeit vereinbart

wird, ist es außerordentlich wichtig, auch zu den Eltern eine vertrauensvolle Beziehung zu finden, weil sonst die Abbruchtendenzen von Seiten der Eltern zu groß werden. Für eine solche gemeinsame Arbeit ist die Fähigkeit der Therapeuten notwendig, sich auf das Kind intensiv einzulassen und doch auch die Bedeutung der Eltern für das Kind anzuerkennen und nicht sich selbst als die bessere Elternfigur zu verstehen (»triadische Kompetenz«, von Klitzing 2005).

6.2.6 Pharmakotherapie

Reaktive Bindungsstörungen finden in den meisten Lehrbüchern zur Psychopharmakologie im Kindes- und Jugendalter keine Erwähnung. Die Leitlinien der Deutschen Gesellschaft für Kinder- und Jugendpsychiatrie und -psychotherapie (2007) betont, dass eine psychopharmakologische Behandlung der Bindungsstörungen weder erprobt noch bekannt ist. Ausgeprägte anhaltende komorbide Störungen (Angst, depressive Störungen und Impulskontrollstörungen) können dagegen eine Psychopharmakotherapie erforderlich machen.

> ❗ Insbesondere bei Kindern im Vorschulalter gebietet der Mangel an verlässlichen Daten über kurzzeitige und langfristige Effekte zentralnervös wirksamer Medikamente auf das sich entwickelnde kindliche Nervensystem eine vorsichtige Herangehensweise.

Greenhill et al. (2003) betonen das praktisch komplette Fehlen von Medikamentenstudien im Vorschulalter und ziehen daraus den Schluss, dass nur Kinder mit schwersten Symptomen, die in verschiedenen interpersonalen Kontexten auftreten, überhaupt für eine Behandlungsindikation in Erwägung gezogen werden sollten. Außerdem könnten in diesem Alter eher Symptomkomplexe als spezifische Diagnosen für die

Möglichkeit einer Psychopharmakotherapie herangezogen werden.

Angesichts der in der Versorgungspraxis steigenden Anzahl von psychopharmakologischen Behandlungen auf dieser Altersstufe müssen aber die Sicherheits- und Wirksamkeitskriterien besonders streng geprüft werden. Auch Jensen et al. (1999) beklagen in Bezug auf Kinder, insbesondere auf jene im Vorschulalter, eine erhebliche Lücke zwischen der Verschreibungspraxis psychoaktiver Substanzen auf der einen Seite und eine ausreichende Forschung über deren Wirkungen und Nebenwirkungen auf der anderen Seite.

In den Praxisparametern der amerikanischen Akademie für Kinder- und Jugendpsychiatrie wird ebenfalls betont, dass es für die Indikation der reaktiven Bindungsstörung keine Behandlungsstudien mit Psychopharmaka gibt. Trotzdem könnten pharmakologische Behandlungen für komorbide Symptome wie bei Posttraumatischen Stressstörungen und Angststörungen, destruktiven Verhaltensstörungen und affektiven Störungen indiziert sein, wenn sich in der Diagnostik zeigt, dass die Symptome lang anhaltend sind und die Entwicklung und die soziale Integration der Kinder nachhaltig negativ beeinflussen (American Academy of Child and Adolescent Psychiatry 2005).

6.2.7 Therapieprogramme

Therapeutische Interventionen für in Kinderheim lebende Kinder

Die Öffnung von Baby- und Kleinkindheimen für Waisenkinder in Rumänien und Russland für internationale Studiengruppen brachte die Möglichkeit mit sich, gezielte Interventionsmaßnahmen, die auf die Verbesserung der psychoemotionalen Situation der Kinder in diesen Institutionen abzielte, auf ihre Wirksamkeit im Hinblick auf eine verbesserte Entwicklung der Kinder zu überprüfen. Im Folgenden werden

zwei solche Projekte, die besonders konsequent durchgeführt wurden, ausführlich dargestellt. Das Bukarester Frühinterventionsprojekt (Zeanah et al. 2005) untersuchte die Folgen und die Wirkung von Umplatzierungen der in solchen Institutionen aufwachsenden Kinder in Pflege- bzw. Adoptionsfamilien. Das St. Petersburg-USA-Waisenhaus-Forschungsprojekt (The St. Petersburg-USA Orphanage Research Team 2008) untersuchte die Folgen, die eine verbesserte Ausbildung der Heimerzieher/-innen und strukturelle Veränderungen in den Heimen für die Entwicklung der Kinder hatten.

Bukarester Frühinterventionsprojekt Hierbei handelt es sich um eine randomisierte Kontrollstudie an 136 Kindern zwischen 6 und 31 Monaten in Bukarest, in welche die Unterbringung bei Pflegeeltern als eine Alternative zur institutionellen Betreuung untersucht wurde. Aufbauend auf einer Baseline-Untersuchung, in der die Kinder auf frühe Zeichen reaktiver Bindungsstörungen hin untersucht worden waren, wurden 68 Kinder nach dem Zufallsprinzip einer Pflegesituation in Pflegefamilien zugeführt. 68 Kinder wurden weiterhin in der institutionellen Pflege betreut. Beide Gruppen wurden longitudinal bis zum 54. Lebensmonat untersucht. Darüber hinaus wurde eine Kontrollgruppe von 72 in Familien aufwachsenden Kindern aufgebaut, die nie in irgendwelchen institutionellen Settings gelebt hatten. Diese Kinder wurden in einer pädiatrischen Klinik in Bukarest rekrutiert. Das Ziel des Interventionsprogramms und der Untersuchung war, ein Modell für eine Pflegebetreuung zu etablieren, das kulturell sensitiv, im Hinblick auf eine gesunde Kindesentwicklung effektiv sowie replizierbar mit akzeptablen Kosten die Situation der Kinder verbessern sollte.

Die Pflegeeltern wurden durch Zeitungsannoncen rekrutiert und anhand eines Manuals trainiert. Dieses Manual baute auf ähnlichen Modellen in Frankreich und in den USA auf und wurde von Rumänen für Rumänen erstellt. Die

Pflegeeltern wurden durch Sozialarbeiter unterstützt. Ziel dieser sozialarbeiterischen Unterstützungsmaßnahme war, die Pflegebetreuung auf die Bedürfnisse der Kinder nach stabilen, konsistenten und erreichbaren Bezugspersonen und eine kontinuierliche Betreuung auszurichten. Die Pflegeeltern wurden darin instruiert, sich emotional für die Kinder zu engagieren und sich um ihre Pflegekinder ebenso zu kümmern wie um ihre eigenen Kinder.

Bei den Ergebnismessungen zeigte sich, dass sich emotionale Rückzugstendenzen und Hemmungen als Ausdruck früher Zeichen reaktiver Bindungsstörungen in den Pflegefamilien im Vergleich zum Verbleib in den Institutionen erheblich reduzierten. Eine Abnahme der sozialen Gehemmtheit bei Bindungsstörungen vom gehemmten Typus entwickelte sich rasch nach der Platzierung in den Pflegefamilien und hielt auch über die kommenden Monate und Jahre gut an. Diesbezüglich war die Gruppe der Kinder in Pflegefamilien schon bald nach ihrer Platzierung nicht mehr zu unterscheiden von den Kindern, die von Anfang an in ihren Familien aufgewachsen waren. Hingegen reagierten die Symptome des indiskriminierenden ungehemmten Verhaltens, wie es charakteristisch für Bindungsstörungen des enthemmten Typus ist, nur wenig auf die Platzierung in Pflegefamilien.

St. Petersburg-USA-Waisenhaus-Forschungsprojekt Hierbei handelte es sich um eine quasiexperimentelle Untersuchung zur Bedeutung früher sozial-emotionaler Erfahrungen und Erwachsenen-Kind-Beziehungen von Kindern mit und ohne Behinderungen von der Geburt bis zum Alter von 4 Jahren, welche in Waisenhäusern in St. Petersburg (Russland) lebten. Drei St. Petersburger Waisenhäuser wurden für die Studie ausgewählt, weil sie zu den besseren Institutionen gehörten und ihre Direktoren zu einer Kooperation mit dem Projektteam bereit waren. In diesen Waisenhäusern herrschte ein einigermaßen guter institutioneller Standard in Bezug auf medizini-

sche Fürsorge, Ernährung, physische Umweltbedingungen, sanitäre Bedingungen, vorhandenes Spielzeug und Einrichtungen und spezialisierte professionelle Unterstützungen vor. Außerdem waren die Kinder in diesen Waisenhäusern keinen Misshandlungen durch Betreuer ausgesetzt. Jedoch waren die Häuser – ähnlich wie viele andere Waisenhäuser in Russland – durch defizitäre sozial-emotionale Beziehungen zwischen Betreuern und Kindern sowie durch einen Mangel an Beziehungserfahrung auf Seiten der Kinder charakterisiert. Die Heimbetreuer vollzogen in der Regel ihre Routinepflichten in einer funktionalen, »geschäftlichen« Weise und ließen nur ein Minimum an Interaktionen mit den Kindern zu. Darüber hinaus hatten die Kinder zwischen 9 und 12 Bezugspersonen pro Woche, was sich zu einer Anzahl von 60 bis 100 unterschiedlichen Bezugspersonen während der ersten zwei Lebensjahre summierte. Selten nur war eine Bezugsperson an einem Tag für ein Kind zuständig, die bereits am Vortag zuständig gewesen war oder am nächsten Tag wieder zuständig sein würde.

Zwei Interventionsformen wurden entwickelt, um die sozial-emotionalen Beziehungserfahrungen für die Kinder zu verbessern (◻ Tab. 6.1). Bei der einen Form handelte es sich um edukative Trainingsmaßnahmen, in denen ein »Train-the-Trainer«-Ansatz gewählt wurde, um so die Teammitglieder darin auszubilden, alle Aspekte der frühen Kindheitsentwicklung und der psychischen Gesundheit zu erlernen. Dabei wurden warme, fürsorgende, sensitive, responsive und entwicklungsmäßig angemessene Interaktionen speziell während der Routineverrichtungen betont.

Die zweite Interventionsform bestand in strukturellen Veränderungen, die hauptsächlich darin bestanden, Gruppengröße von ungefähr zwölf auf sechs Kinder pro Gruppe zu reduzieren und zwei primäre Bezugspersonen für jede Subgruppe zu etablieren, so dass jeden Tag mindestens eine primäre Bezugsperson anwesend war. Ebenso wurden Wechsel von Kindern in neue

◻ **Tabelle 6.1** Die Interventionsstrategie des St. Petersburg-USA-Waisenhaus-Forschungsprojektes

Edukative Intervention (»Train the Trainer«)	Strukturelle Intervention
Phase 1: Beobachtung der Heimpädagogen-Kind-Inter-aktionen	1. Verringerung der Gruppengröße von zwölf auf sechs durch Bildung von Subgruppen
Phase 2: Professionelle Edukation des Heimleitungs-teams (Direktor, Kinderarzt, Spezial-Lehrer, Pflege-dienstleiter und Sozialarbeiter)	2. Einsatz von zwei festen Bezugspersonen pro Subgrup-pe
Phase 3: Überarbeitung des Lehrmaterials und pädago-gische Vorbereitung der Teammitglieder der Heim-leitung	3. Einführung von zweimal täglich stattfindenden Fami-lienstunden (ohne spezifische Aktivitätsprogramme) mit den Bezugspersonen
Phase 4: Edukation der Heimbetreuer durch die aus-gebildeten Teammitglieder der Heimleitung	
Phase 5: Supervision der Anwendungsphase	
Phase 6: Erstellung von Handbüchern (»Guidelines«) mit pädagogischen Methoden und Umgangsregeln	

Betreuungsgruppen und zu neuen Bezugsperso-nen auf ein Minimum reduziert, indem alters-gleiche Gruppen von Kindern mit ähnlichem Behinderungsgrad gebildet wurden. Darüber hinaus wurde eine Familienzeit für jeweils eine Stunde am Morgen und am Nachmittag einge-richtet, in welcher die pädagogischen Bezugs-personen angehalten waren, konstant zusammen mit »ihren« Kindern zusammen zu sein. Diese Art der Intervention förderte einen sozial-emo-tionalen Verhaltensstil bei der Interaktion mit den Kindern (z. B. responsiv, sprechend, spie-lend, Emotionen teilend). Es wurden dabei keine spezifischen Aktions- oder Aktivitätsprogramme angewandt. Die Organisation der Heime wurde derartig geändert, dass ein konstanterer Kontakt mit weniger Bezugspersonen und kleineren al-tersintegrierten Gruppen gebildet wurde, um die Betreuer-Kind-Beziehung zu verbessern.

Die drei ausgewählten Kinderheime wurden (nicht randomisiert) folgenden drei Bedingun-gen zugeordnet: In einem Waisenhaus wurden das edukative Training und strukturelle Verän-derung implementiert, in einem zweiten wur-de nur edukatives Training etabliert, ein drittes Waisenhaus erhielt keine dieser Interventionen.

Die Resultate der Untersuchung zeigten zunächst, dass die Interventionen erfolgreich implementiert werden konnten und dass die Heimpädagogen tatsächlich ihr Betreuungsver-halten merklich verbesserten. Dies war in jenen Heimen stärker der Fall, in welchen sowohl das Training als auch die strukturellen Veränderun-gen zur Anwendung kamen. Die Interventionen brachten substanzielle Verbesserungen der Entwicklung der Kinder hervor, und zwar sowohl bei den Kindern mit als auch bei jenen ohne Behinderungen. Erwartungsgemäß war die Entwicklungsverbesserung in dem Waisenhaus, das beide Interventionsformen erhalten hatte, am höchsten. Auch war die Verbesserung nach mehr als neunmonatiger Interventionsdauer hö-her als nach vier bis neun Monaten Intervention. Die Entwicklungsverbesserungen zeigten sich in einem verbesserten physischen Wachstum (Körpergröße, Körpergewicht, Brustumfang), in allen Aspekten der generellen Verhaltensregula-tion und in einer breiten Varianz sozial-emotio-naler Beziehungsverhaltensweisen sowie in einer verbesserten Bindungssicherheit der Kinder, in besseren Verhaltensratings und Verhaltensdimensionen.

Die Autoren betonen in ihrem Bericht, dass diese Resultate die Hypothese unterstützen, dass das schädlichste Element eines frühen Aufwachsens in einem unzureichenden institutionellen Milieu in dem relativen Mangel an sozial-emotionaler Erfahrungen und warmen, fürsorgenden, sensitiven und responsiven Bezugspersonen-Kind-Interaktionen liegt. Es zeigte sich aber auch, dass die Ausbildung der Betreuungspersonen allein nicht besonders effektiv war, sondern erst im Zusammenhang mit strukturellen Veränderungen wirksam wurde, welche die sozial-emotionalen Beziehungen verbesserten.

Das beschriebene Projekt ist auch im Hinblick auf seine Implementierung vorbildlich. Es wurde von einer Arbeitsgruppe von Mitgliedern aus den USA und aus Russland über viele Jahre in intensiven Diskussionen vorbereitet. Es war weder ein US-Projekt, das schlicht den St. Petersburger Waisenhäusern aufgezwungen wurde, noch ein St. Petersburger Projekt, das einfach technische Unterstützung aus den USA erhielt. Es war das Ergebnis einer wirklichen internationalen Partnerschaft, zu der alle Teammitglieder gleichermaßen beitrugen.

Die Ergebnisse beider hier vorgestellten Studien sind insofern relevant, dass sich gezeigt hat, dass für die Behandlung und Prävention von reaktiven Bindungsstörung bei in Institutionen aufwachsenden Kindern sowohl der Ausbau eines qualitativ guten Pflegekinderwesens anstelle der institutionellen Erziehung als auch die qualitative Verbesserung der Institutionen selbst wichtig sind. Im Vergleich zu Rumänien und Russland mögen diesbezüglich in Deutschland, Österreich und der Schweiz die Verhältnisse zwar grundsätzlich besser sein – doch auch hier finden sich gerade unter dem manchmal vorhandenen finanziellen Druck noch Erziehungsinstitutionen mit ungenügender Beziehungskontinuität sowie unzureichend ausgesuchte und betreute Pflege-familien. Daher sollten die beschriebenen Interventionen auch hier als eine Anregung zu Verbesserung genutzt werden.

Interventionsprogramme in Pflegeheimen lebende Kinder

Dozier et al. (2008) entwickelten eine Interventionsstrategie für Pflegefamilien (ABC-Intervention) zur Verbesserung der regulatorischen Fähigkeiten von Pflegekindern. Das manualisierte Interventionsprogramm richtet sich an Pflegeeltern und umfasst zehn Sitzungen mit standardisierten Themen. Die Pflegeeltern werden angeleitet,

- ihren Pflegekindern eine Beziehungsumwelt anzubieten, die dem Kind bessere regulatorische Fähigkeiten ermöglicht,
- befremdliches Verhalten der Pflegekinder neu zu interpretieren,
- eigene innere Themen der Pflegeeltern, die sie daran hindern, eine angemessene und sorgende Pflege anzubieten, in den Griff zu kriegen.

Dieses Programm kann für Pflegekinder in den verschiedensten Altersstufen eingesetzt werden. Die Prinzipien der Intervention werden konstant gehalten, aber es besteht die Möglichkeit, spezifische Aktivitäten flexibel einzusetzen, um damit den Bedürfnissen von Kindern verschiedener Altersgruppen und mit verschiedenen Hintergrundproblemen gerecht zu werden.

Dieses Interventionsprogramm wurde in einer randomisierten Kontrollstudie an Kindern im Alter von 15 bis 24 Monaten auf ihre Wirksamkeit hin überprüft. Dabei erhielten 46 Kinder die ABC-Intervention, 47 Kinder erhielten eine pädagogische Kontrollintervention, die auf die Verbesserung der kognitiven Fähigkeiten ausgerichtet war. Zusätzlich wurden 48 Kinder, die nicht in einer Pflegefamilie lebten, ebenfalls in die Studie aufgenommen. Als Ergebnisvariablen wurde die Kortisol-Produktion der Kinder beim Eintreffen in das Forschungslabor sowie 15 bzw.

30 Minuten nach einer standardisierten Fremden Situation erfasst. Dieser biologische Marker wurde gewählt, weil das Programm zum Ziel hatte, die Stressregulation und die damit verbundene HPA-Achse-Aktivität zu verbessern und an die Regulation bei Kindern in ihren eigenen Familien anzugleichen. Denn diese Regulation ist bei Pflegekindern häufig anders gestaltet als bei nicht in Pflegefamilien lebenden Kindern.

Als Ergebnis zeigten die Kinder aus Familien, welche die ABC-Intervention durchgeführt hatten, und die Vergleichsgruppe von Kindern, die in ihren eigenen Familien aufwuchsen, zu Beginn niedrigere Kortisol-Werte als Kinder in der Behandlungskontrollgruppe. Allerdings unterschieden sich die Werte im Verlauf der Fremden Situation nicht signifikant zwischen den verschiedenen Gruppen. Trotzdem schlossen die Autoren aus den Resultaten, dass die ABC-Intervention eine effektive Möglichkeit ist, es Pflegekindern zu ermöglichen, ihre biologischen Systeme in einer Weise zu regulieren, die eigentlich für Kinder charakteristisch ist, die nicht frühen Trennungen und sonstigen negativen Erlebnissen ausgesetzt waren.

In einer vergleichbaren Studie setzten Fisher und Stoolmiller (2008) eine sich an Pflegeeltern richtende präventive Interventionsstrategie ein, die deren Fähigkeit verbessern sollte, die entwicklungsmäßigen und sozial-emotionalen Bedürfnisse von Kindern im Vorschulalter angemessen zu beantworten. Diese Interventionsstrategie wurde bei Pflegeeltern der Untersuchungsgruppe begonnen, bevor die Pflegekinder in die Familie aufgenommen wurden. In einer insgesamt zwölf Stunden dauernden intensiven Trainingseinheit wurden die Pflegeeltern darin ausgebildet, eine warme, responsive und konsistente Umgebung für ihre Pflegekinder zu schaffen, welche positive Verhaltensweisen unterstützt und Problemverhalten begrenzt. Ein weiteres Ziel war, den Stress der Pflegeeltern bei der Handhabung von Problemverhalten ihrer Pflegekinder zu reduzieren. Nachdem die Pflegekinder in der Pflegefamilie platziert worden waren, erhielten die Pflegeeltern täglich per Telefon Unterstützung und Supervision. Außerdem wurden wöchentliche Gruppentreffen durchgeführt. Ein weiterer wichtiger Punkt war, dass es einen 24-Stunden-Ansprechbarkeitsservice von Seiten des Interventionsteams gab. Darüber hinaus erhielten die Kinder individuelle Behandlungen mit speziell ausgebildeten Kindertherapeuten – mit dem Ziel, prosoziale Fähigkeiten zu verbessern und in Vorschultageseinrichtungen sowie zu Hause bessere Funktionsniveaus zu erreichen. Es gab zusätzlich eine wöchentliche therapeutische Spielgruppe, in der die Schulfähigkeit vorbereitet wurde. In der Regel wurden diese Interventionen für jedes Kind jeweils sechs bis neun Monate lang durchgeführt. Als Vergleichsgruppe wurden normale Unterstützungsmaßnahmen für Pflegeeltern mit häufigeren Kontakten mit Fallverantwortlichen eingesetzt.

Verglichen wurden 57 Kinder mit dieser Intervention mit 60 Pflegekindern in der Kontrollgruppe und einer weiteren Kontrollgruppe von 60 bei ihren leiblichen Eltern aufwachsenden Kindern. Zielvariable waren sowohl die über den Tag verlaufende Kortisol-Ausschüttung bei den Kindern als auch selbst berichteter Stress der Pflegeeltern als Reaktion auf das kindliche Problemverhalten. Die Resultate der Untersuchung zeigten eine klare Reduktion des Stresserlebens von Pflegeeltern, die über zwölf Monate nach der Intervention anhielt, wohingegen die Pflegeeltern aus der Kontrollgruppe erhöhte Stressraten über die Zeit und auch eine ansteigende Stresssensivität gegenüber kindlichem Problemverhalten aufwiesen. In der Gruppe der Pflegeeltern ohne gezielte Intervention korrelierten die selbst angegebenen Stresslevels mit einem niedrigen Morgen-Kortisol und einer abgeschwächten Kortisol-Aktivität tagsüber. Die Ergebnisse zeigten also, dass diese Art von Interventionen gleichzeitig Stress von Pflegeeltern und die kindliche Reaktion auf den Stress der Pflegeeltern in

Form der HPA-Achse-Dysregulation beeinflussen kann.

> ❗ **Wichtige Maßnahmen zur Verbesserung der Entwicklungsbedingungen von bindungsgestörten Kindern sind eine sorgfältige Auswahl von geeigneten Pflegefamilien, die weniger nach äußeren Kriterien des sozialen Status, sondern vielmehr nach dem Kriterium einer flexiblen und nicht neurotisch überlagerten Beziehungsfähigkeit vorgenommen werden sollte, sowie eine kontinuierliche fachgerechte Betreuung solcher Pflegefamilien.**

Bindungsorientierte Therapieprogramm für Kinder in ihren Familien

Eine Metaanalyse von 70 bindungsorientierten Interventionsstudien ergab, dass sich eher kurze und fokussierte Interventionen, die aber so früh wie möglich einsetzen, als besonders effektiv dabei zeigten, die Qualität von elterlicher Fürsorge und die Bindungsbeziehung zu verbessern (Bakermans-Kranenburg et al. 2003, 2008a). So konnte beispielsweise die positive Wirkung einer Video-Feedback-Intervention zur Förderung positiven elterlichen Verhaltens und »sensitiver Disziplin« auf die tägliche Kortisol-Produktion von Kindern in einer randomisierten Kontrollstudie mit 130 Familien mit 1 bis 3 Jahre alten Kindern, welche ein erhöhtes Maß an Externalisierungsverhalten aufwiesen, zeigen. Sechs eineinhalbstündige Interventionssitzungen, welche auf die mütterliche Sensibilität und Disziplin ausgerichtet waren, wurden mit den Familien zu Hause durchgeführt. Zwischen den Hausbesuchen wurden von den Therapeuten spezifische, auf Video aufgenommene Sequenzen der Mutter-Kind-Interaktionen herausgesucht und individualisierte Kommentare über Themen dieser spezifischen Frequenzen vorbereitet. Typische Themen waren die Bedeutung einer adäquaten und prompten Antwort auf die kindlichen Sig-

nale, das Teilen von Emotionen, angemessene Verhaltensweisen gegenüber schwierigem kindlichen Verhalten, positive Verstärkungen und konsistente sowie entwicklungsangemessene Disziplinierungsstrategien (Bakermans-Kranenburg et al. 2008b).

6.2.8 Präventionsprogramme

Die Zeit der Schwangerschaft und der frühen Kindheitsjahre sind nicht nur vulnerable Phasen in der Kindesentwicklung, sondern bieten auch die Möglichkeit, durch präventive Interventionen mit möglichst hoher Effektivität eine ganze Reihe von relevanten Entwicklungsrisiken zu verringern. Dabei sind die Familie, häufig auch nur die Mutter, das Kind, aber auch Institutionen, die sich der frühen Betreuung und Bildung von Kleinkindern widmen, Gegenstand der Intervention.

US-amerikanische Hausbesuchsprogramme

Ein bereits seit 27 Jahren bestehendes evidenzbasiertes Präventionsprojekt ist das Programm **»Nurse Family Partnership«** (NFP, Pflegefachkraft-Familien-Partnerschafts-Programm) von David Olds von der University of Colorado (Olds 2006). In diesem Programm werden von Pflegefachkräften systematische und manualbasierte Hausbesuche bei Müttern durchgeführt, die ihr erstes Kind erwarten und sich in einer sozioökonomischen Risikosituation (Armut, Krankheit, Suchtmittelabhängigkeit etc.) befinden. Intention dieses Programms ist es, die frühen Gesundheitsentwicklungen der Mutter und des Kindes sowie deren zukünftige Lebenschancen durch gezielte Unterstützungsmaßnahmen pränatal und während der Säuglings- und Kleinkindzeit zu verbessern. Dabei gibt es drei konkrete Ziele:

- Erstens soll der Schwangerschaftsverlauf verbessert werden, indem die Mutter in ihrer pränatalen Gesundheitsfürsorge unterstützt wird.

- Zweitens soll auch die Gesundheit des Kindes sowie dessen weiterer Entwicklungsverlauf verbessert werden, indem die Eltern dabei unterstützt werden, eine sensitive und kompetente Fürsorge für das Kind zu entwickeln.
- Drittens soll die weitere Entwicklung der Eltern selbst verbessert werden, indem man ihnen hilft, weitere zukünftige Schwangerschaften sorgsam zu planen, ihre Ausbildung abzuschließen und Arbeit zu finden.

Die Wirksamkeit dieses Programms wurde in drei großen randomisierten Kontrollversuchen in unterschiedlichen Populationen und insgesamt über 3.000 Teilnehmerinnen getestet. Die Ergebnisse dieser empirischen Evaluation zeigten, dass das Programm in zwei seiner wichtigsten Ziele erfolgreich war:

- die Verbesserung des elterlichen Fürsorgeverhaltens, was sich an einer verminderten Anzahl von Verletzungen und Vergiftungen der Kinder, an geringeren Raten von Kindesmisshandlung und Vernachlässigung und einer besseren emotionalen und Sprachentwicklung des zeigte,
- die Verbesserung der Lebensperspektive der Mütter, was sich an einer verminderten Anzahl von rasch aufeinander folgenden Schwangerschaften, einer geringeren Arbeitslosigkeit und einer geringeren Fürsorge- und Sozialhilfeabhängigkeit zeigte.

Eine Verminderung psychopathologischer Phänomene, insbesondere Symptome von reaktiven Bindungsstörungen, galt nicht als ein explizites Ziel dieses Interventionsprogramms. Man kann jedoch davon ausgehen, dass aufgrund der beschriebenen Wirkmechanismen auch eine gewisse Wirksamkeit im Hinblick auf die Reduzierung solcher Symptome vorhanden ist. Die Stärke dieses Programms liegt in seiner theoretischen Fundierung, seiner konsequenten Standardisierung der Intervention und in der breiten empirischen

Evaluation (Implementierung, Wirkmechanismen, Outcome). In all diesen Hinsichten kann das NFP als weltweit einmalig und wegweisend angesehen werden. Viele internationale Präventionsprogramme bauen entweder explizit oder auch implizit auf dieses Programm auf.

Eine weitere Ebene der Evaluation des NFP-Programms besteht in der Kosten-Nutzen-Analyse. Dabei werden die nicht geringen Kosten des Programms mit Einsparungen verglichen, die sich volkswirtschaftlich einstellen, wenn sich aufgrund der Wirksamkeit des Programms bei einer großen Anzahl von Familien die Gesundheitsparameter, die soziale Integration und die Kindesentwicklung verbessern:

- geringere Sozialhilfeabhängigkeit,
- weniger Inanspruchnahme von medizinischen Dienstleistungen,
- höhere Arbeitskraft,
- geringere Arbeitslosigkeit,
- langfristig weniger Kriminalität.

Das an der University of California in Los Angeles ins Leben gerufene **Family Development Project** (Familien Entwicklungsprojekt, Heinicke et al. 1999, 2001, 2006) führt ebenfalls niederschwellige beziehungsbasierte Hausbesuche durch. Zielgruppe sind in Armut lebende, oftmals allein stehende Mütter, die ein Kind erwarten. Den Müttern wird die Möglichkeit zu einer positiven, vertrauensvollen und wirksamen Beziehung mit einer Fachperson eröffnet, welche wöchentliche Besuche durchführt. Ergänzend werden die Mütter in wöchentlich stattfindenden Mutter-Säuglings-Gruppen einbezogen. Die Hausbesuche werden beginnend mit dem dritten Trimenon der Schwangerschaft wöchentlich bis ins erste Lebensjahr durchgeführt und dauern meistens 60 Minuten. Im zweiten Lebensjahr werden sie dann alle zwei Wochen durchgeführt.

Ebenfalls in einer Evaluationsstudie mit einem randomisierten Kontrollgruppendesign (allerdings mit einer sehr viel kleineren Anzahl als bei dem Programm von Olds mit 31 Interventionsfamilien und 33 Kontrollfamilien) zeigte sich eine signifikante Verbesserung der Qualität der sozial-emotionalen Mutter-Säuglings-Interaktionen. Die Kinder der Interventionsgruppe zeigten in der Fremden Situation am Ende des ersten Lebensjahres signifikant sicherere Bindungsmuster. Die Mütter zeigten eine höhere Responsivität gegenüber den Säuglingsbedürfnissen. Auch hier kann man davon ausgehen – auch wenn dies nicht explizit untersucht wurde –, dass die Intervention langfristig zu einer verminderten Ausprägung von Psychopathologie bei den Kindern der Interventionsgruppe führt, wobei jedoch offen bleibt, ob bei einer Beendigung der Intervention nach dem 24. Lebensmonat des Kindes die Effekte konstant bleiben. In Regressionsanalysen zeigte sich, dass bestimmte Faktoren einen Erfolg im Rahmen des Interventionsprogramms am Ende des ersten Lebensjahres signifikant vorhersagten:

- die Feinfühligkeit der Mutter und eine geringe Irritabilität des Säuglings im ersten Lebensmonat,
- die Unterstützung der Mutter durch einen Partner oder ihre Familie,
- das Engagement der Mutter.

Dies weist auf einen wichtigen Aspekt solcher Interventionsprogramme hin, nämlich die Frage, inwieweit die involvierten Familien sich tatsächlich emotional in dem Programm engagieren, was wiederum abhängig von der Beziehungsqualität zwischen der intervenierenden Fachperson und den Eltern ist.

Die angeführten amerikanischen Studien haben also beispielhaft gezeigt, dass frühe Interventionen in Hochrisiko-Familien mittels regelmäßiger Hausbesuche nachweisbare positive Effekte auf die weitere Entwicklung der Familie, der Kinder und auch auf die ökonomischen Folgen einer psychosozialen Risikoelternschaft erbringen.

> **Voraussetzungen für den Erfolg früher Interventionen in Hochrisiko-Familien**
> - ein theoretisch gut fundiertes Interventionskonzept
> - eine professionelle Durchführung
> - ein pränataler Beginn
> - eine Fortführung bis ins dritte Lebensjahr
> - eine motivierende Beziehungsarbeit mit den betroffenen Familien

US-amerikanische bindungsbasierte Interventionsprogramme

Das **Circle of Security Project** (Kreis der Sicherheit) ist ein Interventionsprogramm von Marvin et al. (2002) und ein 20 Wochen dauerndes Gruppenprogramm zur Elternbildung und Psychotherapie, welches darauf abzielt, elterliche Bindungs- und Fürsorgemuster in Hochrisiko-Eltern-Kind-Dyaden zu einer angemessenen Entwicklung zu führen. Das gesamte Interventionsprogramm basiert auf der Bindungstheorie und auf der aktuellen Bindungsforschung über frühe Beziehungen sowie auf der Objektbeziehungstheorie. Die Eltern-Kind-Interaktion wird auf Video aufgenommen, und die Eltern werden ermutigt, ihre Sensitivität sowie ihr Antwortverhalten auf die kindlichen Signale zu verbessern. Ein weiterer Fokus ist die elterliche Fähigkeit, über sich selbst, über das kindliche Verhalten und über ihre Erfahrungen in ihrer eigenen Kindheit, welche einen Einfluss auf ihr elterliches Verhalten haben, zu reflektieren.

Das **STEEP-Programm** (Farrell Erickson u. Egeland 2006) wurde auf der Grundlage von über 25-jährigen Forschungsarbeiten entwickelt und bewährt sich seit einigen Jahren in der praktischen Anwendung. Es macht sich ebenfalls die Erkenntnisse der Bindungsforschung zunutze, vor allem die, dass eine sichere Bindung zwischen Kind und Eltern die beste Prävention gegen spätere Störungen darstellt. Ziel des Programms ist, die elterliche Feinfühligkeit (»sensitivity«) zu fördern. STEEP bedeutet »Steps Toward Effective and Enjoyable Parenting« (Schritte hin zu gelingender und freudebereitender Elternschaft). Auch in diesem Programm wird der Umgang von Eltern mit dem Kind auf Video aufgenommen. Das gemeinsame Betrachten der Interaktionen mit den betroffenen Eltern wird zum Gegenstand der Intervention. Innere repräsentationale Modelle der Eltern, die aus ihrer eigenen Kindheit stammen und die Beziehung zu ihrem Kind steuern, werden in ihrer Auswirkung auf den konkreten Umgang mit dem Kind aufgespürt und somit ebenso Thema der Intervention. Zusätzlich werden die Eltern darin gefördert, soziale Unterstützungsnetze aufzubauen. Das Programm kombiniert eine Hausbesuchsstrategie mit einer Elterngruppenintervention.

> ❗ **Psychoedukative Elternprogramme, die auf Erkenntnissen der Bindungstheorie aufbauen und vorwiegend in Gruppensettings ablaufen, haben sich als präventive Intervention zur Verbesserung der Qualität der Eltern-Kind-Beziehung in Familien mit niedrigem bis mittlerem Risiko bewährt. Für die meisten Familien mit hohem psychosozialen Risiko scheint aber die Zugangsschwelle zu hoch, so dass für diese eher intensive aufsuchende Hausbesuchsprogramme sinnvoll erscheinen.**

Deutsche Präventionsprojekte

In verschiedenen Regionen Deutschlands existieren vielfältige Projekte und Modelle zur Unterstützung der Entwicklung von Kindern und für einen besseren Schutz in der frühen Kindheit. Viele dieser Projekte werden vom Bundesministerium für Familie, Senioren, Frauen und Jugend im Rahmen des Programms »**Frühe Hilfen für Eltern und Kinder und soziale Frühwarnsysteme**« gefördert. Im nationalen Zentrum »Frühe Hilfen« sind diese verschiedenen Initiativen als Netzwerk zusammengefasst (http://www.fruehe-hilfen.de).

Das Interventionsprojekt »**Pro Kind**« ist ein Modellprojekt zur frühen Prävention sowie zur ganzheitlichen Förderung von erstgebärenden schwangeren Frauen und ihren Familien in schwierigen Lebenslagen. Die Teilnehmerinnen werden im Rahmen eines Hausbesuchsprogramms von Familienbegleiterinnen (Hebammen und/oder Sozialpädagoginnen) von der Schwangerschaft bis zum zweiten Geburtstag des Kindes kontinuierlich begleitet. »Pro Kind« basiert auf der Konzeption des in den USA erfolgreich etablierten und evidenzbasierten Hausbesuchsprogramms »Nurse Family Partnership« (NFP) (www.stiftung-pro-kind.de). Modellstandorte befinden sich in Niedersachsen, Bremen und Sachsen. Eine wissenschaftliche Evaluation mittels eines randomisierten Kontrolldesigns wird an den Universitäten Hannover und Leipzig durchgeführt.

Das Programm »**Guter Start ins Kinderleben**« ist ein Modellprojekt zur frühen Förderung elterlicher Erziehungs- und Beziehungskompetenzen in prekären Lebenslagen und Risikosituationen. Es dient insbesondere der Prävention von Vernachlässigung und Kindeswohlgefährdung im frühen Lebensalter. Ziel des Modellprojektes ist es, belastete Eltern – wie etwa sehr junge und allein erziehende Mütter – früh zu unterstützen. Für eine optimale Unterstützung und Versorgung werden interdisziplinäre Kooperationsformen und Vernetzungsstrukturen entwickelt und erprobt. Diese sollen auf bestehenden Regelstrukturen aufbauen und in bestehende Regelstrukturen eingebunden werden. (htt://www.uniklinik-ulm.de).

Das Interventionsprogramm »**Wie Elternschaft gelingt**« (Anwendung von STEEP) versucht, Mütter und Paare, deren Lebensbedingungen durch eine Kumulation verschiedener Risikofaktoren gekennzeichnet sind, im Übergang zur Elternschaft zu erreichen und effektiv

◻ Tabelle 6.2 Wissenschaftlich evaluierte Frühpräventionsprogramme in Deutschland

Projektname	Finanzierung	Standorte	Angebot	Wiss. Evaluation
Pro Kind	Bundesministerium für Familie, Senioren, Frauen und Jugend; Freistaat Sachsen; Stiftungen	Niedersachsen; Bremen; Sachsen	Hausbesuche ab Schwangerschaft	Universität Hannover (Jungmann, Lutz); Universität Leipzig (von Klitzing)
Guter Start ins Kinderleben	Bundesländer	Baden-Württemberg; Bayern; Rheinland-Pfalz; Thüringen	Ergänzung bestehender Angebote; Weiterbildung	Universität Ulm (Fegert, Ziegenhein)
Wie Elternschaft gelingt	Bundesministerium für Familie, Senioren, Frauen und Jugend; Freistaat Sachsen; Stiftungen	Brandenburg; Hamburg	STEEP	HAW Hamburg (Suess, Ludwig-Körner)
Keiner fällt durchs Netz (KFDN)	Land Saarland; Stiftungen; Krankenkassen	Hessen; Saarland	Elternschule; Hausbesuche ab Neugeborenenalter	Universität Heidelberg (Cierpka)

zu begleiten. Dabei kommt das US-Programm STEEP zum Einsatz.

Das Projekt **»Keiner fällt durchs Netz«** (KFDN) richtet sich an werdende Mütter und Väter bzw. an Eltern von Neugeborenen. Ein spezieller Fokus liegt dabei auf Familien mit besonderer Belastung. Auf den Geburtshilfestationen in acht Projektlandkreisen werden Eltern mithilfe einer Risiko-Checkliste für zwei Interventionsformen ausgewählt: entweder für eine Elternschule (nicht oder nur leicht belastete Familien) und/oder für eine Begleitung durch eine Familienhebamme (stark belastete Familien). In allen Landkreisen werden Koordinationsstellen und ein »Netzwerk für Eltern« etabliert, in dem die Vertreter und Vertreterinnen der frühen Hilfssysteme zusammenarbeiten. Ferner bietet ein Team des Universitätsklinikums Heidelberg den Hebammen regelmäßige Supervisionen an (www.keinerfaelltdurchsnetz.de) und führt eine wissenschaftliche Evaluation durch (◻ Tab. 6.2).

Weitere Frühinterventionen werden durch die Projekte »Familienhebammen im Land Sachsen-Anhalt«, »Familienhebammen im Landkreis Osnabrück«, »Das Netzwerk Kinderschutz als soziales Frühwarnsystem in Berlin Mitte« sowie »Chancen für Kinder psychisch kranker und/oder suchtbelasteter Eltern« in Schwerin und Greifswald durchgeführt.

Die **»Mütter- und Väterberatung«** in der Schweiz ist eine niederschwellige Dienstleistung im sozial- und präventivmedizinischen Bereich und wird in der ganzen Schweiz flächendeckend angeboten. Träger sind privatrechtliche Organisationen (Vereine) oder öffentlich-rechtliche Institutionen, die durch die Gemeinden und Kantone finanziert werden. Die Beratungen sind für die Benutzerinnen und Benutzer (Mütter, Väter, Großeltern etc.) in der Regel unentgeltlich. Die Mütterberaterinnen sind mit einem speziellen Berufsdiplom ausgebildete Spezialistinnen für die körperliche, seelische und geistige Entwicklung von Säuglingen und Kleinkindern, für das Stillen, die Ernährung, Pflege und Erziehung. In den meisten Regionen nehmen die Mütter- und Väterberaterinnen unmittelbar nach der Geburt eines jeden Kindes mit den Eltern Kontakt auf und führen auch Hausbesuche durch. Auch besteht meist eine enge Kooperation mit den niedergelassenen Pädiatern (www.muetterberatung. ch).

Das Projekt **»Safe – sichere Ausbildung für Eltern«** ist ein Trainingsprogramm zur Förderung einer sicheren Bindung zwischen Eltern und Kind. Das Präventionsprogramm verfolgt das Ziel, Bindungsstörungen und insbesondere die Weitergabe von traumatischen Erfahrungen über Generationen zu verhindern. Zielgruppe sind Eltern bis etwas zum 7. Schwangerschaftsmonat (ohne eine spezifische Risikoklassifikation). Die edukativen Gruppentreffen werden bis zum Ende des ersten Lebensjahres in geschlossenen Gruppen durchgeführt. Einzelne Eltern können darüber hinaus bei Bedarf auch weitere Hilfen im zweiten und dritten Lebensjahr ihres Kindes erhalten. Hebammen, Frauenärzte, Kinder- und Jugendlichenpsychotherapeuten, Psychotherapeutinnen, Pädagogen, Sozialpädagogen, Kinderärzte, Kinderkrankenschwestern und -pfleger sowie Erzieher können zu Safe-Mentoren ausgebildet werden (www.safe-programm.de; Brisch 1999, 2007).

All diese Präventionsprogramme, insbesondere die niederschwelligen Hausbesuchsprogramme, stellen erfolgversprechende Ansätze dar, frühe Entwicklungsbedingungen für Kinder zu verbessern, um so das Ausmaß an Misshandlungs- und Vernachlässigungserfahrungen für Kinder zu minimieren; letztlich kann dies als Prävention von reaktiven Bindungsstörungen angesehen werden. Dabei fällt eine große Heterogenität der Programme auf, gerade im deutschen Sprachraum. Wenn staatliche Organe in solche Präventionsprogramme sehr viel Geld investieren, sollte eine rigorose wissenschaftliche Begleitevaluation jeweils durchgeführt werden, um Wirksamkeit und Wirkmechanismen zu erforschen.

In den USA beispielsweise ist die anfängliche Euphorie bezüglich solcher Programme durchaus einer gewissen Skepsis gewichen (Korfmacher 1999). Längst nicht alle Programme haben die erhoffte Wirksamkeit erzielt. Es hat sich zu-

weilen als schwierig erwiesen, die Entwicklung einer Familie und eines Kindes wirklich positiv zu beeinflussen. Eine große Schwierigkeit besteht beispielsweise darin, die oftmals mit hohen psychosozialen Risiken behafteten Familien »bei der Stange« zu halten. In den longitudinalen Kontrollstudien sind am Ende oftmals nur noch ein gewisser Teil der angesprochenen Familien dem Programm und der Studie treu geblieben.

🛈 **Mittlerweile weiß man, dass man all die Präventionsprogramme nicht einheitlich beurteilen kann und es auch keinen Sinn macht, dass jede Risikofamilie die gleiche »Dosis« von Hilfeleistung erhält. Auch reagiert nicht jede Familie in der gleichen Weise auf die Hilfen. Vielmehr gibt es für Familien in unterschiedlichen Risikosituationen in diesen Programmen multiple Pfade einer möglichen Wirksamkeit.**

Wichtiger noch als die Erforschung der Effektivität ist die Klärung verschiedener Wirkbedingungen und -mechanismen. Wie und unter welchen Bedingungen entwickelt sich z. B. eine hilfreiche Beziehung zwischen den Eltern und den Hausbesuchsfachkräften? Sollten Hausbesuchsprogramme für alle Eltern einer Gemeinde oder eines Stadtbezirks gleichermaßen ausgerichtet sein? Oder sollten vielmehr, wie das beispielsweise bei NFP und Pro Kind der Fall ist, gezielt die Familien mit den höchsten psychosozialen Risiken angesprochen werden, da sich in diesen Gruppen auch die höchste Wirksamkeit des Programms gezeigt hat? Wie dicht, langfristig und aufwändig muss eine solche Intervention gestaltet werden? Halten die Effekte an, wenn beispielsweise am Ende des zweiten Lebensjahres die Maßnahmen beendet werden? Welche Berufe sind am geeignetsten, um erfolgversprechend in den Familien arbeiten können?

Olds (2006) hat dieser letzten Frage eine ganze Studie gewidmet und herausgefunden, dass die Intervention durch ausgebildete Pflegepersonen

(»nurses«) zwar teuer, aber in ihrer Wirksamkeit der Intervention durch Laien auch weit überlegen ist. Eine weitere wichtige Frage besteht darin, wie in Modellprojekten durchgeführte Programme, nachdem sie sich als wirksam erwiesen haben, dann in die Regelversorgung übergeleitet werden können. Es gibt Hinweise darauf, dass ein Programm in der Regelversorgung an Wirksamkeit, die es noch im Modellversuch gezeigt hat, verliert.

Als Schlussfolgerung kann man also davon ausgehen, dass es durchaus Sinn macht, weiter in gut fundierte Frühpräventionsprogramme zu investieren, weil sie sich unter bestimmten Voraussetzungen bezüglich Qualität der Familienbeziehungen und der Kindesentwicklung und auch zur Kostenreduktion als wirksam erwiesen haben. In jedem Fall ist zur Sicherstellung der Qualität und zur Beurteilung der Wirkung eine wissenschaftliche Begleitforschung unerlässlich.

Europäische Präventionsprogramme

Mehrere europäische Präventionsprogramme haben sich im Jahr 2008 zu einem Netzwerk zusammengeschlossen, um ihre Frühpräventionsstrategien miteinander zu vergleichen. Ziel ist, auf diese Weise einen großen internationalen Datensatz zu schaffen, mittels dessen die Wirksamkeit früher Präventionsmaßnahmen zur Förderung der psychischen Gesundheitsentwicklung in der Kindheit zu evaluieren. Dabei beschäftigen sich Wissenschaftler, die diese Programme begleiten und auswerten, mit der Frage, wie eine optimale präventive Intervention im Hinblick auf die anzusprechenden Zielgruppen gestaltet werden und wo die optimalen Zeitpunkte und Zeiträume liegen, die Präventionen wirksam machen. Außerdem geht man davon aus, dass Programme, die sich im US-amerikanischen Kontext bewährt haben, an die speziellen Gegebenheiten der europäischen Gesellschaften und deren Wohlfahrtsysteme angepasst werden müssen. Unter anderem gehören zu diesem Netzwerk

- das deutsche Präventionsprogramm »Pro Kind« (Universität Hannover und Universität Leipzig),
- das irische Programm »Preparing for Life« (PFL, Universität Dublin),
- das französische Projekt »Compétences parentales et attachement dans la petit enfance« (CAPDEP, Paris).

Weitere Interventionsprogramme, die sich auf Vorschule, Kindergarten und Schule ausrichten, sind ebenfalls Teil des Netzwerks, werden hier aber nicht näher beschrieben. Das Programm »Pro Kind« haben wir bereits vorgestellt (▶ S. 94).

Das Programm **»Preparing for Life«** (Sich auf das Leben vorbereiten) des University College of Dublin Geary Institute ist ein auf fünf Jahre ausgerichtetes Hausbesuchsprogramm in drei unterprivilegierten Bezirken Nord-Dublins. Es beginnt möglichst früh während der Schwangerschaft und dauert bis zum Schulbeginn. Im Rahmen dieses Hausbesuchsprogramms werden die Eltern dabei unterstützt,

- die kognitive Entwicklung ihres Kindes ebenso wie die körperliche Gesundheit und die motorischen Fähigkeiten zu fördern,
- die soziale, emotionale und verhaltensmäßige Entwicklung zu unterstützen,
- dem Kind beim Lernen zu helfen,
- die Sprach- und Lesefähigkeit des Kindes zu fördern.

Neben der Prävention in Bezug auf psychische Gesundheit hat sich das Programm auch die Verbesserung der Schulreife der Kinder zum Einschulungszeitpunkt zum Ziel gesetzt. Das Programm hat im Jahre 2008 begonnen und soll mittels eines randomisierten Kontrollgruppendesigns empirisch auf seine Wirksamkeit und seine Wirkfaktoren hin evaluiert werden.

In Paris wurde im Jahre 2006 das Programm **»Compétences parentales et attachement dans la petit enfance: Diminution des risques liés** aux troubles de santé mentale et promotion de la resilience« ins Leben gerufen. Das Programm (übersetzt: »Elterliche Kompetenz und Bindung in der frühen Kindheit: Verminderung des psychischen Erkrankungsrisikos und Förderung von Resilienz«) lehnt sich an das NFP von Olds an, zielt aber im Gegensatz zu der NFP-Strategie nicht auf Familien mit einem hohen, sondern auf solche mit einem mittleren Risiko ab. Denn diese werden vom öffentlichen Gesundheitssystem häufig vernachlässigt. Es werden ebenfalls Mütter vor der 27. Schwangerschaftswoche einbezogen, die ihr erstes Kind erwarten und eine gewisse soziale Vulnerabilität aufweisen. Es wird eine zielgerichtete manualisierte Interventionsstrategie angewendet (440 Personen in der Zielgruppe), die bis in das dritte Lebensjahr des Kindes durchgeführt werden soll. Die Interventionen werden von Psychologen ausgeführt und versuchen, das Gesundheitsverhalten der Mütter zu verbessern, ebenso wie ihre persönliche und professionelle Entwicklung, ihre Bildung und ihren Einbezug in soziale Netzwerke sowie ihre elterlichen Fähigkeiten. Außerdem werden Unterstützungssysteme aus dem in Frankreich weit verbreiteten Krippensystem herangezogen. Eine wesentliche Aufgabe sieht das Programm in der Entwicklung einer sicheren Bindung, indem

- eine gute Mutter-Kind-Beziehung durch edukative Maßnahmen unterstützt wird,
- die elterlichen Repräsentationen des Kindes exploriert und bearbeitet werden,
- die elterliche Sensitivität gefördert wird.

6.3   Besonderheiten bei ambulanter, stationärer und teilstationärer Behandlung

Wie in ▶ Abschn. 4.2 (Störungsspezifische Entwicklungsgeschichte) dargestellt, besteht die erste und drängendste Aufgabe kinderpsychiatrischer Diagnostik bei reaktiven Bindungsstörungen darin, sich einen profunden Eindruck darüber zu verschaffen, ob das Kind dem schädigenden pathologischen Fürsorgeverhalten anhaltend ausgesetzt ist oder ob man davon ausgehen kann, dass das Kind mittlerweile in einer angemessenen Pflege- und Umweltsituation lebt. Besteht inzwischen eine für die weitere kindliche Entwicklung positive Pflegesituation, so wird man bei trotzdem fortbestehenden Symptomen einer Bindungsstörung zunächst einen ambulanten Behandlungsansatz wählen, um das Kind nicht aus der gut etablierten Pflegesituation herauszulösen. Es wäre kontraproduktiv, ein Kind, das gerade erst in eine neue, positive Pflegesituation gekommen ist, dort wieder für eine stationäre kinderpsychiatrische Behandlung herauszulösen. Eine solche stationäre Aufnahme würde die Gefahr einer Re-Traumatisierung durch erneute Trennungen heraufbeschwören. Nur wenn aufgrund der schwierigen Verhaltensweisen des Kindes eine an sich positive Pflegesituation durch Überlastung der Pflegeeltern und den damit verbundenen Stress an den Rand des Scheiterns gerät, könnte eine (möglichst kurze) stationäre Krisenintervention indiziert sein, auch zur Entlastung der Pflegeeltern.

Häufig sind die Verhältnisse aber nicht so klar. Es mag sein, dass man durch eine gezielte Unterstützung von Eltern das Maß an Vernachlässigung und inadäquater Betreuung auf ein Minimum reduziert hat, so dass man die weitere Behandlung ambulant weiterführen kann. Allerdings ist es nicht einfach, wirklich valide zu beurteilen, ob die tägliche Betreuungssituation des Kindes tatsächlich ausreichend ist. Hier können regelmäßige **interdisziplinäre Helferkonferenzen** eine absichernde Maßnahme darstellen. Wenn die Betreuungssituation, in der das Kind lebt, aus den unterschiedlichsten Perspektiven immer wieder in gemeinsamen Konferenzen evaluiert wird, kann eine Art Warnsystem entwickelt werden für mögliche erste Anzeichen, dass sich die Betreuungssituation des Kindes wieder verschlechtert. Einbezogen werden sollten beispielsweise die vom Jugendamt eingesetzte Jugendhelfer, der Kinderarzt (der das Kind regelmäßig sieht), die Krippenbetreuerin oder die Vorschul – bzw. Schullehrerin, der Hortbetreuer und schließlich auch der Psychotherapeut des Kindes. Es ist jedoch ein »langer Atem« nötig, hier konstant über längere Zeit »am Ball« zu bleiben. Oftmals bleibt es dem Kinderpsychiater vorbehalten, solche Helferkonferenzen immer wieder zu organisieren.

> ❗ Man muss sich darüber im Klaren sein, dass alle weiteren therapeutischen Maßnahmen nur wirksam sein können, wenn die tägliche Pflege- und Betreuungssituation gut genug ist, um überhaupt eine positive Kindesentwicklung zu ermöglichen.

Teilstationäre Behandlungen können hier zusätzlich sichernde und unterstützende Maßnahmen darstellen. Insbesondere wenn das Kind in seiner Vorschule oder Schule sehr verhaltensauffällig ist, kann man für eine gewisse Zeit die Strukturen einer kinderpsychiatrischen Tagesklinik nutzen, um sich konstant über einen mittelfristigen Zeitraum hinweg einen Eindruck über das Funktionsniveau des Kindes, das seiner Eltern und die Qualität der Eltern-Kind-Beziehung zu verschaffen. Allerdings müssen solche Tageskliniken so konzeptualisiert sein, dass die dort betreuenden Ärzte, Psychologen und Pflegekräfte bzw. pädagogischen Kräfte auch regelmäßig Kontakt mit den Eltern haben und ein Konzept für eine konstante Elternarbeit besteht. Wenn Kinder einfach nur morgens aus einem entfernteren Ort mit dem Taxi gebracht und am Nachmittag von dem Taxi wieder abgeholt werden, ohne dass die Therapeuten und Pädagogen regelmäßig und häufig Kontakt zu den Eltern haben, kann im Rahmen einer teilstationären Behandlung nicht wirklich erfasst werden, wie die Pflegesituation zu Hause ist.

Die wichtigste Indikation für eine **stationäre Aufnahme** in eine kinderpsychiatrische Klinik besteht darin, dass die elterliche Fürsorge für das Kind entweder nicht ausreichend oder qualitativ pathologisch ausgerichtet ist, so dass ein Verbleib des Kindes in seiner Umgebung die Störung zunehmend verschärfen würde. Auch wenn im Rahmen der Familiendiagnostik die Betreuungssituation des Kindes nicht zweifelsfrei geklärt werden kann, ist eine stationäre Aufnahme schon allein aus diagnostischen Gründen indiziert. Die Art und Weise, wie sich die Eltern oder andere Betreuungspersonen um das Kind kümmern, während es sich in der stationären Behandlung befindet, wird deutlich zeigen, wie die elterliche Fürsorge gestaltet ist. Wenn beispielsweise Eltern ihr Kind in der kinderpsychiatrischen Klinik abgeben, es dann kaum besuchen und wenig Interesse am weiteren Kontakt haben, wird man davon ausgehen können, dass auch zu Hause die Betreuungssituation unbefriedigend ist.

Stellt eine hochgradige pathologische Betreuungssituation eine absolute Indikation zur stationären Aufnahme dar, so sind schwere Verhaltensstörungen (meist aggressiver Art) bei an sich befriedigender Betreuungssituation ein relatives Aufnahmekriterium. In solchen Situationen kann zunächst diagnostisch geschaut werden, ob sich das Verhalten unter einer (hoffentlich) konstanten pädagogischen Fürsorge im Rahmen der stationären Behandlung verbessert, was darauf schließen ließe, dass die Symptome weitgehend reaktiv auf eine mögliche pathologische elterliche Fürsorge sind. Viel besser aber ist es, wenn man gemeinsam mit den Eltern effektive pädagogische Maßnahmen in Bezug auf schwierige Verhaltensweisen des Kindes entwickeln kann. Da die stationäre Behandlung in einer kinderpsychiatrischen Klinik ja immer nur eine kurz – bis mittelfristige Maßnahme darstellt, muss schon in einer frühen Behandlungsphase geklärt werden, ob das Kind in seine ursprüngliche (z. B. elterliche) Umgebung zurückkehren kann. Deutet sich an, dass dies nicht der Fall ist, muss rasch die Zusammenarbeit mit den Institutionen der Jugendhilfe und den Jugendämtern gesucht werden, um langfristige außerhäusliche Betreuungskonzepte für das Kind zu entwickeln.

Indikationskriterien und Kontraindikationen für eine stationäre Diagnostik und Therapie

Aufnahme-Indikationskriterien:
- Kind lebt fortgesetzt unter Bedingungen pathogener Fürsorge (absolute Indikation).
- Kind lebt in einer befriedigenden Pflegesituation, aber seine Symptome sind so schwerwiegend, dass diagnostische und therapeutische Maßnahmen nötig sind (auch um die Pflegesituation zu retten) (relative Indikation).
- Eltern, Pflegeeltern oder Heimeinrichtung stellen zwar eine angemessene Pflegesituation zur Verfügung, müssen aber (vorübergehend) entlastet werden (relative Indikation).

Aufnahme-Kontraindikationen:
- Das Kind ist aufgrund einer vernachlässigenden Situation bei den Eltern in eine angemessene Pflegesituation gekommen, so dass die stationäre Aufnahme den Beziehungsaufbau unterbrechen und gefährden würde.
- Das Kind zeigt erhebliche Symptome einer Bindungsstörung und lebt fortgesetzt in einer Vernachlässigungssituation, ohne dass Eltern oder Kinderschutzbehörden geeignete Maßnahmen zur Verbesserungen zu ergreifen bereit sind (kinderpsychiatrische Behandlung als »Alibi-Übung«).

Bei einer stationären Behandlung eines Kindes mit reaktiven Bindungsstörungen entwickeln die betreuenden Fachkräfte der Klinik meist sehr viel Mitgefühl mit dem Kind, weil sie es ja als »Opfer« unangemessener elterlicher Fürsorge wahrnehmen. Häufig zeigt sich aber auch, dass sich neben diesem reaktiven Teil beim Kind auch schon internalisierte pathologische Verhaltens- und Erlebensmuster etabliert haben, die das betreuende Umfeld vor schwierigste Anforderungen stellen. Insbesondere bei der Bindungsstörung des enthemmten Typus, der oft mit sehr starken aggressiven Verhaltensweisen einhergeht, kann das »Betreuungsklima« auf einer kinderpsychiatrischen Station rasch von empathischer Fürsorge hin zur Ablehnung kippen. Aufgabe des kinderpsychiatrischen Fallführers und der professionellen pflegerischen-pädagogischen Bezugspersonen ist es, dieser Tendenz entgegenzuwirken, d. h. weder zu viel an Mitleid, das einen angemessenen pädagogischen Umgang mit dem Kind verhindert, noch eigene aggressive Reaktionen auf schwierige Verhaltensweisen des Kindes zuzulassen.

Fallbeispiel: Jule

Die 7-jährige Jule wurde von der pädiatrischen Station, in der sie nach Knochenfrakturen als Folge von schweren Misshandlungen durch die Eltern aufgenommen worden war, in die kinderpsychiatrische Klinik zur weiteren Behandlung verlegt. In der Reaktion der dort tätigen Ärzte und Pflegekräfte herrschte zunächst der Vorwurf gegenüber den Eltern, dass sie ihr Kind so misshandelt hatten, und ein tiefes Mitleid gegenüber dem Kind vor. So wurde Jule sehr liebevoll aufgenommen, eher von Anforderungen verschont und »verwöhnt«.

Nach wenigen Tagen zeigte sich aber, dass das Kind offen und versteckt aggressiv sowohl gegenüber den erwachsenen Betreuungspersonen als auch gegenüber den Mitpatienten wurde und diese durch ihr Verhalten so provozierte, dass sie nach und nach zum »schwarzen Schaf« der Station wurde. Unternahmen die pflegerischen und pädagogischen Bezugspersonen noch alles, um das Kind vor den Angriffen ihrer Mitpatienten zu schützen, so hatten sie auch mit eigenen aggressiven Impulsen gegenüber dem Kind zu kämpfen, etwa wenn Jule durch ausgesprochen verletzende und kränkende Aussagen manchmal auch die schwachen Punkte der Erwachsenen traf. Es bedurfte einer intensiven milieutherapeutischen Arbeit unter ausreichender Supervision des Behandlungsteams, um zu verstehen, dass Jule den sadomasochistischen Kampf zwischen ihr und ihren Eltern nun auf das Milieu der kinderpsychiatrischen Station übertragen hatte und dass die eindeutige Aufspaltung in »Täter« und »Opfer« nicht zur Lösung ihres Problems beitrug.

Auch war jetzt das Verständnis für Jules Eltern im Betreuungsteam angewachsen, obwohl der klare Standpunkt nicht aufgegeben wurde, dass körperliche Übergriffe in jedem Fall die falsche Lösung dieser Dynamik waren. Auch wenn Jule am Ende nicht in ihr Elternhaus zurückkehren konnte, sondern in eine familienähnlich organisierte Kleinstinstitution platziert werden musste und nur am Wochenende bei ihren Eltern war, war es doch für alle Beteiligten wichtig, die Dynamik von Kränkung, Aggression und Gegenaggression zunächst zu verstehen und dann aufzuweichen, damit die malignen Handlungsweisen nicht einfach in der neuen Lebenssituation des Kindes wiederholt wurden.

6.3.1 Eltern-Kind-Stationen

Eine große Bereicherung für das diagnostische und therapeutische Angebot können **kinderpsychiatrische Eltern-Kind-Stationen** darstellen. Auf diesen können nicht nur die individuelle Problematik des Kindes, sondern auch das elterliche Fürsorgeverhalten sowie die Eltern-Kind-Beziehung diagnostisch und therapeutisch aufgegriffen werden. Die Möglichkeit zu einem solchen Mehrebenen-Ansatz entspricht genau dem Kern des Störungsbildes der reaktiven Bindungsstörung, die ja sowohl durch eine individuelle Pathologie als auch durch eine Beziehungspathologie definiert ist.

6.4 Jugendhilfe und Rehabilitationsmaßnahmen

6.4.1 Gesetzliche Voraussetzungen

In der Bundesrepublik Deutschland ist die rechtliche Basis für eine ausreichende Pflege und Erziehung der Kinder im Artikel 6 des Grundgesetzes festgelegt.

Artikel 6 des Grundgesetzes

1. Ehe und Familie stehen unter dem besonderen Schutz der staatlichen Ordnung.
2. Pflege und Erziehung der Kinder sind das natürliche Recht der Eltern und die zuvorderst ihnen obliegende Pflicht. Über ihre Betätigung wacht die staatliche Gemeinschaft.
3. Gegen den Willen der Erziehungsberechtigten dürfen Kinder nur aufgrund eines Gesetzes von der Familie getrennt werden, wenn die Erziehungsberechtigten versagen oder wenn die Kinder aus anderen Gründen zu verwahrlosen drohen.
4. Jede Mutter hat Anspruch auf den Schutz und die Fürsorge der Gemeinschaft.
5. Den unehelichen Kindern sind durch die Gesetzgebung die gleichen Bedingungen für ihre leibliche und seelische Entwicklung und ihre Stellung in der Gesellschaft zu schaffen wie den ehelichen Kindern.

Der Absatz 2 des Artikels 6 des Grundgesetzes spricht den Eltern grundsätzlich das Recht auf Pflege und Erziehung ihrer Kinder zu. Oftmals wird aber übersehen, dass mit diesem Grundrecht auch die **Pflicht** zu einer angemessenen Sorge für die Kinder verbunden ist. Dem Staat wird dabei eine Überwachungsfunktion zugesprochen. Er muss per Gesetz eingreifen und notfalls ein Kind von seiner Familie trennen, wenn die Erziehungsberechtigten versagen oder wenn die Kinder (aus anderen Gründen) zu verwahrlosen drohen. Der Mutter als primärer Bezugsperson des Kindes wird in Absatz 4 ein Anspruch auf Schutz und Fürsorge durch die Gemeinschaft zugesprochen, der sich z. B. in den Regelungen zum Mutterschutz während der Schwangerschaft und den ersten Lebensmonaten des Kindes realisiert.

Als eine weitere Maßnahme zur Unterstützung der Elternfunktion wurde in Deutschland im Jahr 2004 die Elternzeit ins Leben gerufen. Dabei haben Eltern nach dem Bundeserziehungsgeldgesetz Anspruch auf Erziehungsurlaub bis zur Vollendung des dritten Lebensjahres des Kindes. All diese Maßnahmen dienen der Unterstützung von Eltern bei dem Aufbau und der Gestaltung ihrer Beziehung zu ihren Kindern, insbesondere in den ersten drei Lebensjahren.

Im § 171 des **Strafgesetzbuchs** wird die Verletzung der Fürsorge – oder Erziehungspflicht gegenüber Kindern und Jugendlichen unter 16 Jahren unter Strafe gestellt, wobei insbesondere die mögliche körperliche oder psychische Schädigung der körperlichen oder psychischen Entwicklung betont wird.

Im § 1631 des **Bürgerlichen Gesetzbuchs** sind die Inhalte und Grenzen der Personensorge dahingehend geregelt, dass sowohl die Pflicht als auch das Recht definiert wird, das Kind zu pflegen, zu erziehen, zu beaufsichtigen und seinen Aufenthalt zu bestimmen.

> **§ 1631 des Bürgerlichen Gesetzbuchs (BGB)**
> **Inhalte und Grenzen der Personensorge**
> 1. Die Personensorge umfasst insbesondere die Pflicht und das Recht, das Kind zu pflegen, zu erziehen, zu beaufsichtigen und seinen Aufenthalt zu bestimmen.
> ▼
> 2. Kinder haben ein Recht auf gewaltfreie Erziehung. Körperliche Bestrafungen, seelische Verletzungen und andere entwürdigende Maßnahmen sind unzulässig.
> 3. Das Familiengericht hat die Eltern auf Antrag bei der Ausübung der Personensorge in geeigneten Fällen zu unterstützen.
>
> Wichtig ist dabei, zu betonen, dass es sich also nicht nur um ein Recht, sondern um eine Pflicht von Eltern handelt, ihr Kind angemessen zu betreuen. Körperliche und seelische Misshandlungen sowie Vernachlässigung sind also Vorgänge, die den Pflichten der nach BGB § 1631 definierten Personensorge klar zuwiderlaufen.

In dem Gesetzestext wird die Vernachlässigung weder explizit erwähnt noch definiert. Jedoch könnte man sie als eine Form der Misshandlung ansehen, weil ja durch sie das Recht auf Pflege und angemessene Fürsorge verletzt wird. Im Januar 2009 beschloss das Deutsche Bundeskabinett als eine Ergänzung den Entwurf eines neuen Kindesschutzgesetzes, in welchem bei Anhaltspunkten für eine Kindeswohlgefährdung auch die ärztliche Schweigepflicht gelockert werden soll. Nach Angaben des Bundesfamilienministeriums sollen Ärzte künftig bei Hinweisen auf eine akute Gefährdung des Kindeswohls auch ohne Zustimmung der Eltern das Jugendamt informieren können. Dieser Bruch der Schweigepflicht werde dann weder verfolgt noch bestraft.

Im **Schweizerischen Zivilgesetzbuch** sind die Ausübung des elterlichen Personensorgerechtes und die Pflichten der Eltern zur angemessenen Pflege ihrer Kinder im 3. Abschnitt des Familienrechtes geregelt.

Auszüge aus dem Schweizerischen Zivilgesetzbuch

Artikel 301:

1. Die Eltern leiten im Blick auf das Wohl des Kindes, seine Pflege und Erziehung und treffen unter Vorbehalt seiner eigenen Handlungsfähigkeit die nötigen Entscheidungen.

2. Das Kind schuldet den Eltern Gehorsam; die Eltern gewähren dem Kind die seiner Reife entsprechenden Freiheiten der Lebensgestaltung und nehmen in wichtigen Angelegenheiten, soweit tunlich auf seine Meinung Rücksicht.

Artikel 302:

1. Die Eltern haben das Kind ihren Verhältnissen entsprechend zu erziehen und seine körperliche, geistige und sittliche Entfaltung zu fördern und zu schützen.

2. Sie haben dem Kind, insbesondere auch dem körperlich oder geistig gebrechlichen, eine angemessene, seinen Fähigkeiten und Neigung soweit möglich entsprechende allgemeine und berufliche Ausbildung zu verschaffen.

Artikel 307:

1. Ist das Wohl des Kindes gefährdet und sorgen die Eltern nicht von sich aus für Abhilfe oder sind sie dazu außerstande, so trifft die Vormundschaftsbehörde die geeigneten Maßnahmen zum Schutze des Kindes.

Artikel 308:

1. Erfordern es die Verhältnisse, so ernennt die Vormundschaftsbehörde dem Kind einen Beistand, der die Eltern in ihrer Sorge um das Kind mit Rat und Tat unterstützt.

Artikel 310:

1. Kann der Gefährdung des Kindes nicht anders begegnet werden, so hat die Vormundschaftsbehörde es den Eltern oder, wenn es sich bei Dritten befindet, diesen ▼

wegzunehmen und in angemessener Weise unterzubringen.

2. Die gleiche Anordnung trifft die Vormundschaftsbehörde auf Begehren der Eltern oder des Kindes, wenn das Verhältnis so schwer gestört ist, dass das Verbleiben des Kindes im gemeinsamen Haushalt unzumutbar geworden ist und nach den Umständen nicht anders geholfen werden kann.

Artikel 311:

1. Sind andere Kindesschutzmaßnahmen erfolglos geblieben oder erschienen sie von vornherein als ungenügend, so entzieht die vormundschaftliche Aufsichtsbehörde die elterliche Sorge.

   1. Wenn die Eltern wegen Unerfahrenheit, Krankheit, Gebrächen, Ortsabwesenheit oder ähnlichen Gründen außer Stande sind, die elterliche Sorgepflicht gemäß auszuüben;

   2. Wenn die Eltern sich um das Kind nicht ernstlich gekümmert oder ihre Pflicht gegenüber dem Kind deutlich verletzt haben.

In Österreich sind das Sorgeverhältnis zwischen Eltern und ihren Kindern im **Allgemeinen Bürgerlichen Gesetzbuch** (ABGB) geregelt:

Auszüge aus dem österreichischen Allgemeinen Bürgerlichen Gesetzbuch

§ 137 (1) Die Eltern haben für die Erziehung ihrer minderjährigen Kinder zu sorgen und überhaupt ihr Wohl zu fördern.

Obsorge:

§ 144 Die Eltern haben das minderjährige Kind zu pflegen und zu erziehen, sein Vermögen zu verwalten und es in diesen sowie allen anderen Angelegenheiten zu vertreten; Pflege und Erziehung sowie die Vermögens- ▼

verwaltung umfassen auch die gesetzliche Vertretung in diesen Bereichen.

§ 146 (1) Die Pflege des minderjährigen Kindes umfasst besonders die Wahrung des körperlichen Wohles und der Gesundheit sowie die unmittelbare Aufsicht, die Erziehung, besonders die Entfaltung der körperlichen, geistigen, seelischen und sittlichen Kräfte, die Förderung der Anlagen, Fähigkeiten, Neigungen und Entwicklungsmöglichkeiten des Kindes sowie dessen Ausbildung in Schule und Beruf.

§ 176 (1) Gefährden die Eltern durch ihr Verhalten das Wohl des minderjährigen Kindes, so hat das Gericht, von wem immer es angerufen wird, die zur Sicherung des Wohles des Kindes nötigen Verfügungen zu treffen. Besonders darf das Gericht die Obsorge für das Kind ganz oder teilweise, auch gesetzlich vorhergesehene Einwilligungs- und Zustimmungsrechte, entziehen. Im Einzelfall kann das Gericht auch eine gesetzlich erforderliche Einwilligung oder Zustimmung ersetzen, wenn keine gerechtfertigten Gründe für die Weigerung vorliegen.

§ 1 Kinder- und Jugendhilfegesetz (KJHG)
Recht auf Erziehung, Elternverantwortung, Jugendhilfe

1. Jeder junge Mensch hat ein Recht auf Förderung seiner Entwicklung und auf Erziehung zu einer eigenverantwortlichen und gemeinschaftsfähigen Persönlichkeit.
2. Pflege und Erziehung der Kinder sind das natürliche Recht der Eltern und die zuvörderst ihnen obliegende Pflicht. Über ihre Betätigung wacht die staatliche Gemeinschaft.
3. Jugendhilfe soll zur Verwirklichung des Rechtes nach Absatz 1 insbesondere
   1. junge Menschen in ihrer individuellen und sozialen Entwicklung fördern und dazu beitragen, Benachteiligung zu vermeiden und abzubauen,
   2. Eltern und andere Erziehungsberechtigte bei der Erziehung beraten und unterstützen,
   3. Kinder und Jugendliche vor Gefahr für ihr Wohl schützen,
   4. dazu beitragen, positive Lebensbedingungen für junge Menschen und ihre Familien sowie eine kinder- und familienfreundliche Umwelt zu erhalten oder zu schaffen.

In Deutschland stellt das **Kinder- und Jugendhilfegesetz (KJHG)**, welches sich im 8. Buch des bundesdeutschen Sozialgesetzbuches (SGB) findet, eine weitere gesetzliche Grundlage für die Verpflichtung zur adäquaten Fürsorge für das Kind dar. Im § 1 dieses Gesetzes wird noch einmal das Recht des Kindes auf Förderung seiner Entwicklung und auf Erziehung betont. Dabei wird als Aufgabe der **Jugendhilfe** definiert, die Unterstützung der Erziehungsberechtigten, den Schutz der Kinder und Jugendlichen vor Gefahren sowie die Schaffung positiver Lebensbedingungen für junge Menschen und ihre Familien sicherzustellen.

Im § 8 a KJHG wird der **Schutzauftrag bei Kindeswohlgefährdung** definiert. Hierin werden die Aufgaben der Jugendämter festgelegt: Sie müssen in Zusammenwirken mehrerer Fachkräfte Anhaltspunkten für die Gefährdung des Wohls eines Kindes oder Jugendlichen nachgehen und das damit verbundene Risiko abschätzen. In erster Linie müssen Sie dabei die Personensorgeberechtigten einbeziehen und diesen Hilfe zur Erziehung anbieten. Sie müssen weiterhin überwachen, ob die angebotene und angenommene Hilfe ausreicht, um die Gefährdungen des Kindeswohls abzuwenden. Reicht die Hilfe zur Erziehung nicht aus und ist die Zusammenarbeit mit den Personensorgeberechtigten nicht möglich oder nicht ausreichend, um das Kindeswohl sicherzustellen, so muss das Jugendamt das Familiengericht anrufen, um zu klären, ob das Personensorgerecht in der bestehenden Form weiterbestehen kann. Ist die Gefährdung eines Kindes akut und/oder sind die Erziehungsberechtigten zu einer Mitwirkung nicht bereit, so ist das Jugendamt verpflichtet, das Kind oder den Jugendlichen in Obhut zu nehmen.

6.4.2 Interdisziplinäre Zusammenarbeit mit der Jugendhilfe

In der kinder- und jugendpsychiatrischen Praxis ist es vor dem Hintergrund des beschriebenen staatlichen Schutzauftrags bei Kindeswohlgefährdung wichtig, immer wieder zu überprüfen, ob die Lebenssituation, in der ein Kind lebt, für seine Entwicklung förderlich genug ist. Diese Abschätzung ist insbesondere für die Verhinderung und/oder Behandlung von reaktiven Bindungsstörungen bedeutsam, die ja per Definition Folgen einer unzureichenden elterlichen Fürsorge darstellen. Kommt man bei der Abklärung und Behandlung von Kindern mit reaktiven Bindungsstörungen zu dem Schluss, dass eine ausreichende Fürsorge für das Kind nicht gewährleistet ist, sollte in folgenden Schritten vorgegangen werden:

Ein festgestellter Mangel an ausreichender Fürsorge für das Kind sollte mit den Eltern oder anderen sorgeberechtigten Personen zunächst besprochen werden. Es ist günstig, wenn bei dieser Einschätzung mit den Eltern eine Übereinstimmung erzielt werden kann. Eine solche Übereinstimmung bietet, auch bei nicht ausreichend vorhandener elterlicher Fürsorge, die Chance, ein **Arbeitsbündnis** mit den Eltern einzugehen

und gemeinsam mit ihnen Hilfsmaßnahmen in die Wege zu leiten. Diese könnten beispielsweise in der Behandlung einer elterlichen psychischen Störung, einer stationären Aufnahme des Kindes und/oder weiterer ambulanter Hilfsmaßnahmen bestehen. Die Einschaltung des Jugendamtes und ein Antrag auf Hilfe für Erziehung könnten dann von den Eltern unter Unterstützung durch den behandelnden Kinder- und Jugendpsychiater selbst vorgenommen werden.

Sollte ein solches Arbeitsbündnis nicht erzielt werden können, so muss der behandelnde Arzt oder Therapeut abwägen, ob die Gefährdung des Kindes und seiner Entwicklung derartig ausgeprägt ist, dass eine Abwägung zwischen den Geboten der ärztlichen Schweigepflicht auf der einen und des Kindeswohls auf der anderen Seite notwendig wird. Diese beiden rechtlichen Gebote können manchmal konkurrieren. In verschiedenen Ländern werden hierbei sehr unterschiedliche Schwerpunkte gesetzt. Zum Beispiel macht sich ein Arzt in den USA – unabhängig von der ärztlichen Schweigepflicht – strafbar, wenn er auch nur den Verdacht einer Kindeswohlgefährdung nicht den Behörden meldet. In Deutschland wird dem Arzt eine Abwägung auferlegt, was letztlich aber doch in die Priorität des Kindeswohls gegenüber anderen Rechtsgütern einmündet. Bei klaren Hinweisen für körperliche Kindesmisshandlung und/oder sexuellen Kindesmissbrauch führt dieses Abwägen regelhaft zu dem Ergebnis, dass dem Jugendamt die Kindeswohlgefährdung gemeldet werden muss. Die Einbeziehung eines rechtsmedizinischen Dienstes und die stationäre Aufnahme eines Kindes sind dann manchmal ein notwendiger und hilfreicher erster Schritt.

Schwieriger ist die Abwägung jedoch bei Hinweisen auf Kindesvernachlässigung, die ja als ätiologische Umweltbedingung für die Entstehung von reaktiven Bindungsstörungen bedeutsam ist. Psychoemotionale und andere Kindesvernachlässigungen werden nach wie vor wesentlich weniger ernst genommen als die eigentliche Kindesmisshandlung. Aber gerade vor dem Hintergrund unseres Wissens über die Entstehungsbedingungen von reaktiven Bindungsstörungen und anderen Folgen schwerer lang anhaltender Vernachlässigung, müssen wir davon ausgehen, dass Vernachlässigungen für das Kindeswohl mindestens ebenso schädlich ist – zumal Kindesmisshandlung und -vernachlässigung häufig miteinander kombiniert sind. Wenn ein Arbeitsbündnis mit den Eltern also nicht erzielt wird, ist der abklärende Arzt oder Therapeut wohl auch gefordert, beim Jugendamt eine Meldung über eine Kindeswohlgefährdung zu machen. In Kliniken und anderen Institutionen ist es empfehlenswert, einen Kindesschutzrat oder eine regelmäßig und bei Bedarf tagende **Kindesschutzkonferenz** einzurichten, in der Ärzte, Psychologen, Pflegekräfte etc. im interdisziplinären Dialog die notwendigen Maßnahmen zum Kindesschutz abwägen können. Die letztliche Verantwortung trägt aber bei einem solch schwerwiegenden Vorgang die Leitung der Institution, in einer kinderpsychiatrischen Klinik der Chefarzt oder die Chefärztin.

> **Vorgehen bei Hinweisen von pathogener Fürsorge und Vernachlässigung**
> - Offenes Gespräch mit den Eltern (oder anderen Personensorgeberechtigten) über die Kindeswohlgefährdung mit dem Ziel, mit den Eltern ein Arbeitsbündnis zu erzielen und sie zum Stellen eines Antrags auf Hilfe für Erziehung beim Jugendamt zu motivieren.
> - Bei fehlender Übereinstimmung und Nicht-Erreichen eines Arbeitsbündnisses: Abwägung zwischen Geboten der ärztlichen Schweigepflicht und Notwendigkeit des Kindesschutzes. Wenn vorhanden, Kindesschutzkonferenz einberufen.
> - Bei klar nichtabwendbarer Kindesgefährdung: Meldung beim Jugendamt
> ▼

> über das Vorliegen einer Kindesschutzgefährdung; Information der Eltern über diesen Schritt.

Die gesetzlichen Grundlagen für die Arbeit der Jugendämter sind im Kinder- und Jugendhilfegesetz geregelt (► S. 104). Danach haben Personen und Sorgeberechtigte, wenn sie eine dem Wohl des Kindes oder Jugendlichen entsprechende Erziehung nicht gewährleisten können, den Anspruch auf **Hilfe zur Erziehung**, sofern eine solche Hilfe für die Entwicklung des Kindes geeignet und notwendig ist. Die Hilfe zur Erziehung kann in folgenden Bereichen erfolgen:
- Erziehungsberatung,
- soziale Gruppenarbeit,
- Erziehungsbeistandschaft,
- sozialpädagogische Familienhilfe,
- Erziehung in einer Tagesgruppe,
- der Vollzeitpflege,
- in der Heimerziehung oder sonstigen betreuten Wohnformen.

Für Kinder mit reaktiven Bindungsstörungen kommt auch die Hilfe zur Erziehung und Eingliederungshilfe für seelisch behinderte Kinder und Jugendliche (§§ 36–38, KJHG) in Betracht. Dabei ist das Zusammenwirken verschiedener Berufsgruppen (Sozialarbeiter, Familienhelfer, Pädagogen aus Schule und Vorschule, Hort sowie Krippeneinrichtungen, Psychotherapeuten, Kinder- und Jugendpsychiater) ein wichtiges Instrument, auf das der Gesetzgeber ausdrücklich hinweist (§ 36, KJHG, Abs. 2): »Die Entscheidung über die im Einzelfall angezeigte Hilfeart soll, wenn Hilfe voraussichtlich für längere Zeit zu leisten ist, im Zusammenwirken mehrerer Fachkräfte getroffen werden.« Auch soll regelmäßig geprüft werden, ob die Hilfeart auf die Dauer geeignet und notwendig ist.

Die im Gesetzestext dargelegten Grundsätze sind in der alltäglichen klinischen Realität nicht immer einfach durchzusetzen. Zu sehr sprechen

Helfer aus dem klinisch-medizinischen System und jene aus dem sozialpädagogischen Bereich manchmal »unterschiedliche Sprachen«. Haben Ärzte und Psychologen oft zu wenige Kenntnisse über die verschiedenen Hilfsmöglichkeiten, fehlen den Mitarbeitern der Jugendämter und den von ihnen beauftragten Institutionen zuweilen ausreichende Kenntnisse über die psychische Entwicklung und die besonderen Bedingungen psychopathologischer Entwicklungsverläufe. Hier sind regional bezogene Kooperationsverträge zwischen Kinder- und Jugendpsychiatrie und Jugendämtern von allergrößter Wichtigkeit. In deren Rahmen kann ein Prozess der gegenseitigen Information und Kooperation in Gang gesetzt werden. Kinder- und Jugendpsychiater, Psychologen und Psychotherapeuten haben hier eine ausgesprochen sozialpolitische Verantwortung.

Die Herausnahme eines Kindes aus seiner Familie ohne deren Einwilligung ist meist der letzte Schritt, der nur dann gegangen werden sollte, wenn das Kindeswohl nicht auf andere Weise sichergestellt werden kann. Stimmen die Eltern dieser Maßnahme nicht zu, muss in jedem Fall das Familiengericht entscheiden. Hierbei taucht oft das Problem auf, dass solche Verfahren sehr lange dauern und für das Kind erhebliche Loyalitätskonflikte mit sich bringen. Notfalls müssen Kinder während der Verfahrenszeit in Kliniken untergebracht werden, was aber eine weitere Unsicherheit für sie mit sich bringen kann. Oftmals sind Stellungnahmen und Gutachten durch Kinder- und Jugendpsychiater für die Familiengerichte entscheidende Hilfen zur Entscheidungsfindung.

Ist aufgrund der fehlenden Möglichkeit einer adäquaten Fürsorge innerhalb der Herkunftsfamilie eine Unterbringung in einer Pflegefamilie oder in einer Erziehungseinrichtung unumgänglich, so ist die sorgfältige Auswahl der Pflegefamilie bzw. der Einrichtung von allergrößter Wichtigkeit, insbesondere wenn bereits früh vorherrschende Deprivationserfahrungen vorliegen.

Neben der Bereitschaft und Fähigkeit, das Kind aufzunehmen und angemessen zu betreuen, ist beim Vorliegen von ersten Zeichen einer Bindungsstörung die Tragfähigkeit der Pflegefamilie oder der Erziehungseinrichtung zu prüfen – gerade beim Auftreten unangenehmer Symptome wie enthemmtes Beziehungsverhalten, Aggression oder Sexualisierung.

Oftmals werden Kinder zu schnell in nichtausreichend tragfähige Pflegefamilien oder Einrichtungen gegeben, die dann nach mehr oder weniger langer Zeit in ihrem Betreuungsauftrag scheitern, so dass erneut ein Wechsel der Betreuungsform für das Kind unumgänglich wird. Solche Wechsel beinhalten die Gefahr der Re-Traumatisierungen und der Verschärfung der bereits angelegten Bindungsstörung. Die Aufgabe von Kinder- und Jugendpsychiatern, Psychologen und Psychotherapeuten ist es, den Jugendämtern und den Vermittlungsstellen von Pflegefamilien Kenntnisse über und Verständnis für die Bedeutung früher Beziehungserfahrungen und ihre Störungen für die weitere Entwicklung zu vermitteln. Auch müssen die Risiken bestimmter Pflegesituationen rechtzeitig aufgedeckt werden. Zeichnet sich ab, dass eine einzelne Pflegefamilie mit dem Verhalten eines Kindes überfordert sein könnte, muss die Unterbringung in einer Erziehungseinrichtung bevorzugt werden. Dabei sind Heime mit familienähnlich geführten Kleingruppen für Kinder mit Bindungsstörungen zu bevorzugen, da ein besonderer Wert auf die Kontinuität von Beziehungserfahrungen mit nur wenigen Bezugspersonen gelegt werden muss.

Hat das Kind über die individuellen Symptome hinaus Entwicklungsprobleme im Bereich schulischer Fertigkeiten oder ist es in der sozialen Gruppe der Schule schwer zu integrieren, müssen Heime mit integrierten Schulen bzw. Heime, die sich mit Schulen eng vernetzt haben, bevorzugt werden. Wenn möglich, sollte versucht werden, die Beziehung des Kindes zur Herkunftsfamilie zu erhalten, und zwar möglichst zu Vater und Mutter, auch wenn diese – beispielsweise aufgrund einer eigenen psychiatrischen Erkrankung – zu einer kontinuierliche Fürsorge nicht mehr in der Lage sind. Die Integration eines Kindes in eine Pflegefamilie oder Erziehungseinrichtung bei gleichzeitiger Akzeptanz der Tatsache, dass das Kind weiterhin die Beziehung zu seinen Herkunftseltern pflegt, fordert von den aufnehmenden Pflegeeltern oder der Erziehungseinrichtung ein hohes Maß an Flexibilität und Toleranz. Überhaupt sind flexible Angebote angesichts der individuell oder familial bedingten wechselnden Entwicklungsbedingungen der Kinder außerordentlich wichtig.

Fallbeispiel: Zweifel an der Fähigkeit der Eltern zum Aufziehen eines Kindes

Bereits während der Schwangerschaft war in der geburtshilflichen Klinik ein Elternpaar aufgefallen, das Zweifel an der Fähigkeit zum Aufziehen eines Kindes erweckte. Die Mutter litt unter einer bipolaren Störung mit häufig wechselnden manischen und depressiven Phasen. Der Vater war, obwohl mit Methadon substituiert, weiterhin heroin- und kokainabhängig. Beide Eltern versprachen sich von ihrer Elternschaft eine Verbesserung der eigenen Situation und hofften, dass viele ihrer in ihrer eigenen Kindheit unerfüllten Wünsche nach Nähe und Zuwendung nun in Erfüllung gehen könnten. Aber ihre Partnerschaft war instabil, und die häufig wechselnden Gesundheitszustände führten ebenfalls zu einer erheblichen Instabilität.

Eine Schwierigkeit bestand darin, dass während der Schwangerschaft aus rechtlicher Sicht noch nicht von einer Kindesschutzgefährdung ausgegangen werden kann, so dass Hilfsmaßnahmen erst nach der Geburt in Angriff genommen werden konnten. In diesem Fall aber war das Jugendamt trotzdem schon vom aufmerksamen Geburtshelfer einbezogen und kurz nach der Aufnahme der Mutter in die Geburtsklinik involviert worden. Organisiert vom Jugendamt-Sozialarbeiter wurde rasch ein Helfernetz gebildet, in das der Sozialarbeiter selbst, ein hinzugezogener Kinder- und Jugendpsychiater, der die Mutter psychiatrisch behandelnden

Arzt, die Drogenberatungsstelle, in der der Vater Hilfe suchte, sowie der von den Eltern gewählte Kinderarzt einbezogen wurden. Zum Entlassungszeitpunkt waren beide Eltern ausreichend stabil, so dass der Sohn Karsten zunächst nach Hause gegeben werden konnte – ein regelmäßiger Besuch durch einen Familienhelfer fand aber statt.

Alle drei Monate wurde eine Helferkonferenz durchgeführt. Die Vorstellung des Kindes zu den pädiatrischen Vorsorgeuntersuchungen wurde überwacht. Regelmäßige Eltern-Kind-Therapiesitzungen beim Kinderpsychiater wurden durchgeführt. Der Vater erwies sich infolge regelmäßig stattfindender Drogenexzesse als relativ unzuverlässig, entwickelte aber – wenn er denn präsent und ansprechbar war – eine gute Beziehung zum Kind. Auch konnte die Mutter in der frühen Phase eine gute Mütterlichkeit entfalten und sich sehr fürsorglich um das Kind kümmern, auch wenn ein Stillen aufgrund der Psychopharmakotherapie nicht längerfristig möglich war.

Am Ende des ersten Lebensjahres kam es aber aufgrund einer sich akut verschlimmernden manischen Symptomatik zu einer ersten größeren Krise, in deren Folge das Kind vorübergehend in einem Kinderheim untergebracht werden musste. Die Schwierigkeit bestand darin, dass die Mutter jetzt die Zusammenarbeit mit ihrem Psychiater und dem Helfersystem verweigerte. Erste vormundschaftliche Maßnahmen mussten eingeleitet werden.

In den folgenden Jahren stabilisierte sich bis zum Erreichen des Schulalters die Situation in der Familie immer wieder für einige Zeit, um sich dann wieder zu destabilisieren. In ausführlichen Erörterungen versuchte das Helfersystem immer wieder, so viel Elternkontakt wie möglich zu erreichen und doch auch für den Schutz des Kindes zu sorgen. Es fand sich dann ein Kinderheim, das eine integrierte Tagesheimstruktur hatte, so dass der Junge dort betreut werden konnte. Es konnte so in dem Kinderheim kontinuierliche Beziehungen aufbauen.

Dabei musste das Heim eigene Strukturen außer Kraft setzen, denen zufolge die Wechsel von der Tagesgruppe in die vollstationäre Gruppe und um-

gekehrt eigentlich immer mit einem Wechsel der Bezugsperson verbunden gewesen sind. Aufgrund der besonderen Flexibilität des Heimleiters konnte aber im Fall von Karsten jeweils ein solcher Wechsel vermieden werden. Trotz aller Bemühungen wies das Kind im Alter von 4 Jahren bereits erste Verhaltensdysregulationen auf, mit häufigen Aggressionen, die sowohl Eltern als auch Erzieher immer wieder überforderten. Mit Beginn des Schulalters wurde der Junge dann doch längerfristig in dem Kinderheim untergebracht, das mittlerweile das Vertrauen der Eltern aufgrund der langjährigen Zusammenarbeit und der gemeinsamen Erfahrungen genoss. Aufgrund der mit der Psychopathologie der Eltern verbundenen wechselnden Erziehungsfähigkeiten der Eltern musste immer wieder den Eltern, zumindest vorübergehend, das Sorge- und Aufenthaltsbestimmungsrecht entzogen und ein Amtsvormund eingesetzt werden.

Der Aufbau eines sicheren Netzes von miteinander kooperierenden Helfern, die miteinander in einem interdisziplinären Dialog stehen, ist also für die Organisation einer effektiven Jugendhilfe an der Grenze zwischen ambulanten und stationären Maßnahmen enorm hilfreich. Die Notwendigkeit des Kindesschutzes auf der einen und das Recht zur individuellen Gestaltung der Elternfunktion auf der anderen Seite sollten von allen Berufsgruppen abgewogen und zu einer gemeinsamen Sichtweise integriert werden. Die Auswahl einer Pflegefamilie oder einer Heimeinrichtung für das Kind sollte mit allergrößter Sorgfältigkeit getroffen werden, um deren langfristige Eignung und Tragfähigkeit sicherzustellen – gerade angesichts der Bindungsstörungsproblematik des Kindes. Pflegefamilie und Einrichtung sollten gut mit den Jugendämtern kooperieren und kinderpsychiatrische Hilfe und Unterstützung annehmen. Der Aufwand ist groß, aber er lohnt sich, da eine Fehlplatzierung zu erneuten Beziehungsabbrüchen und einer Verschärfung der Bindungsstörung mit unabsehbaren Folgen für das Kind und die Gesellschaft führt.

6.5 Entbehrliche Behandlungsmaßnahmen

Die meisten beschriebenen Behandlungsmaßnahmen entstammen langjährigen Erfahrungen von Klinikern (Kinder- und Jugendpsychiatern in Institutionen und Praxen) und sind anhand von Einzelfällen immer wieder exemplarisch dargestellt worden. Systematische empirische Studien zur Wirksamkeit von einzelnen Komponenten von Behandlungen von Bindungsstörungen sowie deren Gesamtkonzepte liegen, außer bei den beschriebenen Adoptions- und Institutionsförderungsstudien, nicht vor.

Als entbehrliche Maßnahme erwähnen die Leitlinien der Deutschen Gesellschaft für Kinder- und Jugendpsychiatrie und -psychotherapie (2007, S. 6) explizit Maßnahmen, die Bindung durch Zwang, Überwältigung oder Regression herstellen wollen (»comprehensive holding«, »reattachment«, »rebirthing therapy«). Diese haben keinerlei empirische Grundlage und werden als potenziell gefährlich eingeschätzt. Auch die American Academy of Child and Adolescent Psychiatry stellt in ihren Praxisparametern fest, dass Interventionen, die darauf ausgerichtet sind, Bindung durch die Anwendung nichtkontingenter physischer Zwangs- und Festhaltemaßnahmen zu verbessern oder durch spezifische Regressionen (»reattachment«) zu fördern, keinerlei empirische Grundlage haben und die Gefahr ernster Verletzungen und sogar Todesfälle in sich bergen (American Academy of Child and Adolescent Psychiatry 2005, S. 1216).

6.6 Ethische Fragen und sozialpolitische Konsequenzen

Die Behandlung von Kindern mit reaktiven Bindungsstörungen impliziert einige ethisch relevante Fragen. Als Erstes entsteht zuweilen das Dilemma, inwiefern angesichts normalerweise individuumsbezogenen Diagnosekriterien Umgebungsbeziehungen und die involvierte Personen wie Eltern, Pflegeeltern etc. in die Diagnostik einbezogen werden müssen. Eltern erwarten, wenn sie ihr Kind zum Arzt bringen, nicht unbedingt, dass ihre eigenen Haltungen, Einstellungen und Verhaltensweisen infrage gestellt werden. Ein solches Vorgehen muss den Eltern möglichst früh in der Phase diagnostischer Abklärung dargelegt und auch begründet werden. Hierbei muss den Eltern deutlich gemacht werden, dass es sich bei den reaktiven Bindungsstörungen zwar um individuelle Symptome von Kindern handelt, diese aber immer im Zusammenhang mit einem Beziehungsgeschehen stehen, das ebenfalls erfasst werden muss.

Ethisch schwierig wird es, wenn Eltern diesbezüglich zu keinem Arbeitsbündnis bereit und die negativen Verhältnisse derart ausgeprägt sind, dass die Meldung einer Kindesgefährdung an die Jugendschutzbehörden notwendig wird. Hier muss zwischen der Pflicht zur ärztlichen Geheimhaltung und der Notwendigkeit des Kindesschutzes abgewogen werden. Bei solchen Meldungen an die Behörden gegen den Willen der Eltern ist es danach erfahrungsgemäß sehr schwierig, ein Arbeitsbündnis mit den Eltern weiterzuentwickeln. Auch hier ist eine möglichst hohe Transparenz gegenüber den Eltern klinisch notwendig und ethisch geboten – auch wenn das Vorgehen des abklärenden Fallverantwortlichen bei den Eltern oft nicht auf Zustimmung trifft. Eine möglichst genaue Dokumentation aller Vorgänge und dazugehörigen Überlegungen in der Krankengeschichte ist entscheidend. Es empfiehlt sich ebenfalls, interdisziplinär besetzte Kindesschutzkonferenzen in Kliniken einzurichten und in solchen Fragen die Entscheidungen auf die Erörterung in solch einem Gremium aufzubauen.

Schwierig kann es auch werden, wenn es trotz aller Bemühungen und trotz des Einschaltens des Jugendamtes nicht möglich ist, vernachlässigende und das Kind schädigende Umweltbedingungen zu verändern. Das kann z. B. daran

liegen, dass die Behörden die Einschätzung des Klinikers nicht teilen. Auch können finanzielle Mangelsituationen Jugendämter davon abhalten, in jedem vom Kliniker angezeigten Kindesschutzfall auch wirklich angemessene Hilfen zur Verfügung zu stellen. Die Frage ist dann, ob man als Kinder- und Jugendpsychiater in einem solchen Fall trotzdem das Kind weiterhin psychotherapeutisch behandeln soll, auch wenn man weiß, dass die schädigende Noxe weiterhin wirksam ist. Hier müssen immer wieder Kompromisse gefunden werden. Eine weitere Begleitung des Kindes – auch unter ungünstigen Rahmenbedingungen – ist wahrscheinlich ethisch geboten, auch wenn man einen solchen unbefriedigenden Behandlungsansatz nicht als Psychotherapie im eigentlichen Sinne bezeichnen kann.

Über die ethischen Fragen hinaus hat die Beschäftigung mit reaktiven Bindungsstörungen und ihren Entstehungsbedingungen erhebliche sozialpolitische Konsequenzen. Es ist schwer vorstellbar, dass Ärzte, Psychologen und Therapeuten, die sich mit solchen Störungsbildern beschäftigen, nicht gleichzeitig für die Verbesserung der Lebensbedingungen kleiner Kinder eintreten. Angemessene Unterstützungsmaßnahmen für Familien, die in einer sozialen und/oder ökonomischen Misere leben, sind ebenso gefragt wie die Forderung nach angemessenen Institutionen für die familienergänzende oder -substituierende Kinderbetreuung. Solche Institutionen müssen klein sein und nach Möglichkeit kontinuierliche Beziehungsangebote für die Kinder bei einem günstigen und entwicklungsadäquaten Betreuer-Kind-Schlüssel aufweisen. Oft stößt man hier an ökonomische Grenzen. Man muss aber auch den politischen Entscheidungsträgern klar verdeutlichen, dass die Etablierung solch positiver Bedingungen zwar im Moment sehr kostenintensiv sein mögen, die absolute Fehlentwicklung in Richtung auf eine reaktive Bindungsstörung mit allen weiteren Konsequenzen aber u. U. die teurere und vor allem menschlich sowie ethisch unbefriedigendere Lösung ist. Hier sind Kinder-

und Jugendpsychiater, -psychologen und -psychotherapeuten auch in ihrer sozialpolitischen Verantwortung gefragt.

Der Blick voraus:
Verlauf und Prognose

Angesichts der Tatsache, dass es kaum systematische Studien über den Verlauf und die Prognose von reaktiven Bindungsstörungen gibt, soll in diesem Kapitel zunächst von den Fallbeispielen zweier sehr unterschiedlich verlaufender Störungen ausgegangen werden:

Fallbeispiel 1: Rebecca

Rebecca entstammte einer Gelegenheitsbeziehung ihrer 19-jährigen substanzmittelabhängigen Mutter (Alkohol, diverse Drogen, Nikotin) mit einem 20-jährigen Mann, den diese in der Disko kennen gelernt hatte. Schon während der Schwangerschaft zeichnete sich ab, dass aus der Gelegenheitsbekanntschaft keine feste Beziehung werden würde. Der werdende Vater war für eine Abtreibung gewesen und hatte klar zu erkennen gegeben, dass er sich nicht um ein Kind und eine Familie kümmern wolle. Rebeccas Mutter beschloss aber dennoch, das Kind auf die Welt zu bringen, weil sie sich von der Mutterschaft eine Lösung ihrer vielfältigen psychischen und psychosozialen Probleme erhoffte. Schon in den ersten Tagen nach der Klinikentlassung – allein zu Hause – zeigte sich, dass sie mit der Fürsorge für das Kind überfordert war. Sie ließ es oft stundenlang schreien. Wenn sie mit den »Nerven am Ende« war, verließ sie auch die Wohnung und ließ Rebecca lange Zeit allein zurück. Vom Stillen hatte man ihr wegen ihres Substanzmittelgebrauchs abgeraten, so dass sie das Kind mit der Flasche fütterte, was mal besser, mal schlechter gelang. Die Mutter war sozial recht isoliert, hatte einige gleichaltrige Freundinnen, die ihr von Zeit zu Zeit das Kind abnahmen. Am Ende des ersten Lebensjahres gelang es ihr, das Kind in einer Kinderkrippe unterzubringen, in welcher Rebecca durch ihre zurückgezogene und gehemmte Haltung auffiel. Es fielen vielfältige Entwicklungsverzögerungen auf, die vor allem im zweiten Lebensjahr durch den verzögerten Spracherwerb deutlich wurden. Auf Initiative der Kinderkrippe wurde das Jugendamt eingeschaltet und auf dessen Veranlassung hin eine Familienhelferin einmal pro Woche in die junge Familie geschickt.

Aber die Situation verändert sich bis zum Ende des dritten Lebensjahres kaum.

Erst als Rebeccas Mutter eine neue, etwas stabilere Beziehung zu einem 22-jährigen Mann einging und dieser auf den schlechten Zustand des Kindes aufmerksam wurde, nahmen sie eine Veränderung der Situation in Angriff. Rebeccas Mutter wendete sich um Hilfe bittend an ihre Pflegeeltern, bei denen sie selbst aufgrund schwierigster Verhältnisse in ihrer Herkunftsfamilie aufgewachsen war und die sie nach starken Konflikten während der Adoleszenz verlassen hatte. Die Pflegeeltern nahmen sich Rebecca an und fanden ein körperlich, geistig und psychisch retardiertes Kind vor. Wachstums- und Gewichtsentwicklung lagen deutlich unter der 5. Altersperzentile. Das Kind sprach im vierten Lebensjahr nur wenige Wörter, wirkte emotional ausdruckslos, gehemmt und zuweilen ängstlich. Sie nässte und kotete tags wie nachts ein.

Trotzdem waren die Pflegeeltern, selbst aus biologischen Gründen kinderlos, von Anfang an positiv für das Kind eingenommen, machten sich aber wegen der Entwicklungsdefizite große Sorgen. Sie schlugen deshalb Rebeccas Mutter vor, das Kind in Pflege zu nehmen, dabei aber den Kontakt des Mädchens zur Mutter weiterhin zu ermöglichen. Die Mutter ging auf dieses Angebot gerne ein, zumal sie in ihrer neuen Partnerschaft mehr Stabilität entwickelte und selbst eine Berufsausbildung machen wollte.

Rebecca nahm ausgesprochen vorsichtig Kontakt zu den Pflegeeltern auf, wirkte aber in den ersten Wochen und Monaten verängstigt und wachsam, als ob sie überall Gefahren fürchtete. Anfangs ließ sie sich nur ungern auf den Arm nehmen und vermied jegliche Annäherungsversuche von Seiten der Pflegeeltern. Aufgrund der kontinuierlichen positiven Zuwendung durch die Pflegeeltern »taute sie jedoch auf«, suchte nach und nach die spezifische Nähe zu den beiden Pflegeeltern und wurde weniger ängstlich. Insbesondere der Pflegevater, der sich schon um Rebeccas Mutter sehr gekümmert hatte, entwickelte eine ausgesprochen intensive und konstante Beziehung zu dem

Mädchen, brachte sie jeweils abends ins Bett und verbrachte jede freie Minute mit ihr. Gelegentliche Familienurlaube waren Zeiten intensivsten Zusammenseins. Unter dieser Fürsorge holte Rebecca nach und nach ihre Entwicklungsdefizite auf. Der Spracherwerb schritt rasch voran, und sie wirkte zunehmend emotional ausgeglichener. Darüber hinaus nahm sie an Gewicht zu und entwickelte einen Wachstumsschub. Am Ende des vierten Lebensjahres konnte sie in einen Regelkindergarten integriert werden, in den sie gerne ging und in dem sie vorsichtig Beziehungen zu Gleichaltrigen aufnahm. Mit 6 Jahren gelang die Einschulung ohne größere Probleme.

Fallbeispiel 2: Mark

Mark wurde als erstes Kind seiner heroinabhängigen Mutter geboren und musste nach der Geburt wegen Entzugserscheinungen zunächst auf der Säuglingsintensivstation behandelt werden. Marks Mutter war kurz vor der Zeugung eine Beziehung zu einem ebenfalls drogenabhängigen Mann eingegangen, die aber zum Zeitpunkt der Geburt schon wieder zerbrochen war. Nun wollte sie den Jungen allein aufziehen und erhoffte sich von der Elternschaft eine »Heilung« ihrer eigenen Suchtprobleme. Das Jugendamt war zwar eingeschaltet worden, hatte aber mit Marks Mutter keine Übereinkunft über den Aufbau eines Helfersystems erzielen können. Da zum Zeitpunkt der Klinikentlassung die Verhältnisse geordnet schienen (eigene kleine Wohnung, gut eingerichtet, schön vorbereitetes Kinderzimmer etc.), zog sich das Jugendamt aus der Betreuung wieder zurück. Marks Mutter kümmerte sich zunächst recht liebevoll um den Jungen, ernährte ihn mit der Flasche und war Tag und Nacht um ihn. Jedoch geriet sie rasch wieder in ihr altes Suchtverhalten, was dazu führte, dass sie sich durch Prostitution Geld verdienen musste, um sich in der Szene wieder Heroin zu beschaffen. Mark wurde zunehmend allein gelassen und begann zu verwahrlosen. Dazwischen gab es aber immer wieder Phasen, in welchen sich die Mutter auf den Jungen einstellen konnte, ihn viel auf dem

Arm herumtrug und sich liebevoll um ihn kümmerte. Am Ende des ersten Lebensjahres wurde dann das Jugendamt erneut von besorgten Nachbarn eingeschaltet und griff nun beherzter ein: Es erwirkte die Unterbringung von Mutter und Kind in einem Mutter-Kind-Heim.

In diesem Heim nun war die Versorgung des Jungen besser gewährleistet. Er erhielt regelmäßig Nahrung und holte seinen körperlichen Entwicklungsrückstand durch Gewichtszunahme und Wachstum auf. Allerdings waren die Fürsorge der Mutter und ihr Verhalten gegenüber dem Kind weiterhin recht inkonstant, zumal sie nach wie vor keine Drogenfreiheit erzielen konnte. Die Mitarbeiter des Mutter-Kind-Heims waren aufgrund eines zu niedrigen Stellenschlüssels und zu vieler Heimbewohner mit sehr schwerwiegenden psychosozialen Problemen dauernd am Rande der Überforderung, so dass keiner der Pädagogen wirklich eine stabile Beziehung zu dem Jungen aufbauen konnte. Am Ende des zweiten Lebensjahres hatte sich der Zustand des Kindes wieder verschlechtert. Beim Einschlafen zeigte er heftigste Jaktationen, schlug auch tagsüber mit dem Kopf auf den Boden, war motorisch ungeschickt und fiel, nachdem er laufen gelernt hatte, sehr viel hin. Außer ein paar wenigen Wörtern sprach er nicht und wies ein undifferenziertes Beziehungsverhalten auf.

Im dritten Lebensjahr wurde der Betreuer des Jugendamtes auf diese ungünstige Entwicklung aufmerksam und setzte – gegen den Widerstand der Mutter – eine Platzierung in einer Pflegefamilie durch. Dabei wurde eine Pflegefamilie ausgewählt, die aufgrund einer schweren chronischen Krankheit der Pflegemutter bereits mit den vorhandenen zwei Pflegekindern am Rande der Überforderung war. Der Pflegevater kümmerte sich nun vollzeitlich um die Pflegekinder und seine drei eigenen Kinder, war aber auch durch die Erkrankung seiner Frau vielfältig überfordert.

Marks Verhalten war sehr auffällig. Er suchte unablässig die Nähe zum Pflegevater und versuchte seine »Geschwister« von der Aufmerksamkeit des Pflegevaters zu verdrängen. Diese starke

Beziehungssuche beschränkte sich aber nicht auf den Pflegevater, sondern richtete sich auf jede erwachsene Person, die sich mit ihm beschäftigte (Kinderarzt, Familienhelfer etc.). Schon damals fielen in Momenten der Frustration erhebliche Wutanfälle und Impulsdurchbrüche auf. Allerdings verbesserten sich seine Sprachfähigkeit und seine Motorik deutlich. Zur Entlastung der Pflegefamilie wurde Mark rasch in einen Kindergarten integriert. Er war aber in der Gruppe mit den Gleichaltrigen derartig impulsgesteuert und aggressiv, dass die Integration in die Gruppe misslang und der Junge sehr bald ausgeschlossen wurde.

Ein erneuter Integrationsversuch im fünften Lebensjahr gelang besser, wobei dem Jungen in einem Integrationskindergarten ein heilpädagogischer Helfer zur Seite gestellt wurde. Aber auch im Pflegeelternhaus wurde das Verhalten des Jungen sehr viel schwieriger, so dass die Familie nach und nach komplett überfordert war. Immer wenn Mark sich unbeobachtet fühlte, lief er entweder weg, entwendete Lebensmittel aus dem Kühlschrank oder zerstörte Spielsachen seiner »Geschwister«. Als sich die Situation zu Beginn des sechsten Lebensjahres zuspitzte und man mit größten Schwierigkeiten bei der Einschulung rechnen musste, entschieden die Pflegeeltern, Mark nun nicht mehr ganz bei sich haben zu können, so dass das Jugendamt eine Heimeinrichtung für den Jungen suchen musste.

Als aber schließlich ein solcher Heimplatz gefunden war, reagierte der Pflegevater mit solchen Schuldgefühlen, dass er durchsetzte, den Jungen immer noch von Freitagmittag bis Montagfrüh bei sich zu haben. Einerseits beinhaltete dies für Mark die Möglichkeit, eine gewisse Beziehungskontinuität zu erfahren – andererseits erschwerte es aber eine Integration in das Heim. Sein Beziehungsverhalten war nun ausgesprochen diffus, er nahm mit allen ihm begegnenden Erwachsenen zunächst eine scheinbar intensive Beziehung auf, um sie dann wieder »fallen zu lassen«. Pädagogisch waren seine Impulsdurchbrüche und Wutanfälle kaum noch zu bewältigen, zumal der Junge mittlerweile eine Adipositas entwickelt hatte und

schon von seinem Gewicht her schwer zu halten war, insbesondere für die weiblichen Pädagogen. Es entwickelte sich eine maligne Aufspaltung von subjektiv als positiv erlebten Aufenthalten am Wochenende im Haus der Pflegeeltern und einem von durchgängigen Konflikten geprägten Aufenthalten in der Woche im Heim. In der Schule war der Junge nur schwer zu integrieren, konnte sich kaum konzentrieren und den Leistungsanforderungen gerecht werden. Bereits nach einem Jahr musste Mark in ein neues Heim gebracht werden, was zu einem erneuten Wechsel der Betreuungspersonen führte.

Die beiden Fallbeispiele zeigen vollkommen unterschiedliche Verläufe von reaktiven Bindungsstörungen. Mehrere Komponenten können dazu beigetragen haben, dass es im Fall von Rebecca zu einem positiven und im Fall von Mark zu einem negativen Verlauf kam. Rebecca konnte zunächst in eine Pflegefamilie und dann in Kindergarten und Schule gut integriert werden, holte alle ihre Entwicklungsdefizite weitgehend auf und zeigte eine befriedigende psychosoziale und emotionale Entwicklung. Mark dagegen holte zwar einige kognitive Defizite auf, war aber psychoemotional schwer steuerbar, was zu einer unbefriedigenden Integration in Pflegefamilie bzw. Heimeinrichtung führte. Einige Faktoren, die hypothetisch zu dieser Unterschiedlichkeit des Verlaufs geführt haben könnten, sollen im Folgenden diskutiert werden:

Es ist denkbar, dass das unterschiedliche **Geschlecht** eine prognostisch relevante Komponente ist. Wir wissen, dass die Entwicklungsverläufe von Jungen und Mädchen unterschiedliche Risiken in sich bergen. Insbesondere im Hinblick auf frühe externalisierende Verhaltensstörungen und Hyperaktivität weisen Jungen das eindeutig höhere Risiko auf als Mädchen. Allerdings bleibt dabei offen, ob die seltener diagnostizierten emotionalen Symptome (wie Angst, Depressivität etc.) bei Mädchen nicht häufig übersehen werden. Der Verlauf bei den beiden Kindern wurde ja nur bis ins Schulalter hin beobachtet. Es muss offen bleiben, wie sich die weiteren Verläufe in der Adoleszenz gestalten, in der Mädchen die höhere Inzidenz von psychischen Störungen aufweisen.

Ein weiterer prognostisch relevanter Faktor könnte darin bestehen, dass beide Kinder ein unterschiedliches **biologisches Risiko** aufwiesen. Sowohl Rebecca als auch Mark wurden offensichtlich in unbefriedigende soziale Situationen hineingeboren. Doch dabei hatte wohl Mark biologisch die schlechtere Ausgangsposition: Sein Gehirn hatte offensichtlich während der Embryonal- und Fetalzeit mehr und schwerwiegender unter dem Einfluss missbräuchlicher Substanzen gestanden, so dass es bei der Geburt sogar zu schwerwiegenden Entzugssymptomen kam. Über das Ausmaß des Missbrauchs von schädlichen Substanzen wie Nikotin, Alkohol etc. während der Schwangerschaft von Rebecca wissen wir hingegen wenig. Es könnte aber durchaus sein, dass Mark von Anfang an biologisch bedingt eine verminderte zentralnervöse Regulation aufwies. Denkbar ist, dass er bereits als Säugling sehr viel irritabler war als Rebecca, wobei hier auch der Geschlechterunterschied wieder eine Rolle gespielt haben könnte. Denkbar ist auch, dass die Vernachlässigung bei Mark im ersten Lebensjahr doch schwerwiegender war als bei Rebecca, weil Mark als irritables Kind für die Mutter möglicherweise auch schwerer zu betreuen und pflegen war.

Ein weiterer wichtiger Einflussfaktor besteht in der **Intensität und Dauer der pathologischen Fürsorge**. Wie in vielen anderen Fällen ist diese Komponente sowohl bei Rebecca als auch bei Mark schwer zu rekonstruieren. Wir wissen nicht genau, wie ausgedehnt und intensiv die Phasen der Vernachlässigung bei den Kindern waren und ob es diesbezüglich Unterschiede zwischen beiden gab.

Was wir aber wissen, ist, dass ab dem zweiten Lebensjahr beide Kinder **unterschiedliche Formen der reaktiven Bindungsstörung** entwickelten. Rebeccas Symptome zeigten sich vor allem in ihrer Ängstlichkeit und Gehemmtheit, wohingegen sich bei Mark vermehrt psychoemotionale Dysregulation und diffuse Bindungssuche zeigten. Rebecca wies also eher den prognostisch günstigeren »gehemmten Typus« der Bindungsstörung auf, Mark eher den prognostisch ungünstigeren »enthemmten Typus«.

Ein offensichtlich relevanter Faktor, der sich bei beiden Kindern im Verlauf unterschied, war die unterschiedliche **Qualität der Beziehungsangebote**, in welche die Kinder ab dem zweiten Lebensjahr wechselten. Außerdem unterschieden sich die Konsistenz und Effektivität der Interventionen durch das Helfersystem. Während Rebecca eine hochmotivierte liebevolle Pflegefamilie vorfand, die auch von ihrer Mutter gut akzeptiert wurde, wurde Mark in eine von Defiziten, Konflikten und Insuffizienz geprägte Beziehungssituation gebracht. Zunächst reichte offensichtlich für ihn und seine Problematik das Hilfsangebot des Mutter-Kind-Heims nicht aus. Dann wurde er zwar in eine Pflegefamilie mit kontinuierlichen Bezugspersonen gebracht, diese waren aber aufgrund eigener Probleme bereits am Rande der Überforderung. So kam es bei Mark im weiteren Verlauf zu zwei neuerlichen schwerwiegenden Wechseln der Bezugssysteme, welche noch dadurch erschwert wurden, dass die Pflegeeltern mit ihrem Schuldkonflikt die Integration in die neuen Heimsituationen eher sogar erschwerten. Die Intervention durch das Jugendamt und die Familienhelfer wirkte bei Mark planlos und führte – wie so oft – zu immer wiederkehrenden schädlichen Beziehungswechseln.

Mögliche prognostisch relevante Faktoren bei Bindungsstörungen
- Geschlecht
- biologische Risiken
- Intensität und Dauer der pathologischen Fürsorge

▼

- Form der Bindungsstörung
- Kontinuität des Beziehungsangebots durch aufnehmende Ersatz-Eltern
- Konsistenz und Qualität der Intervention durch das Helfersystem

Es gibt keine langfristig angelegten Longitudinalstudien zum Verlauf reaktiver Bindungsstörungen, die uns gesicherte Erkenntnisse zur Prognose dieser Störung vermitteln könnten. Die einzigen empirischen Daten, auf die man zurückgreifen kann, gehen aus internationalen Adoptionsstudien hervor, in deren Rahmen Kinder, die in Waisenhäusern wahrscheinlich über längere Zeit schwer depriviert worden waren, in Adoptiv – oder Pflegefamilien vermittelt wurden. Diese Kinder wurden longitudinal nachuntersucht, so dass man aus den Ergebnissen dieser Studien Rückschlüsse auf die Prognose der Störung unter einer gezielten umgebungsorientierten Intervention ziehen kann. Daten über den weiteren Verlauf ohne Intervention zum Vergleich existieren nicht.

Chisholm (1998) untersuchte zwei Gruppen von Kindern, die aus Rumänien nach Kanada adoptiert worden waren. Die erste Gruppe (46 Kinder) war nach acht oder mehr Monaten des Aufwachsens in einer Institution, die zweite, gleich große Gruppe nach weniger als vier Monaten institutioneller Fürsorge adoptiert worden. O'Connor et al. (1999, 2000b) untersuchten 165 Kinder, die aus Rumänien nach England adoptiert worden waren. 111 dieser Kinder waren vor dem sechsten Lebensmonat adoptiert worden, 54 im dritten oder vierten Lebensjahr. In beiden Studien wurden die Kinder 11 bzw. 39 Monate nach der Adoption untersucht.

Trotz der Unterschiede im Studiendesign fand sich ein gemeinsames Ergebnis: Es wurden praktisch keinerlei Kinder mit emotional zurückgezogenen/gehemmten reaktiven Bindungsstörungen gefunden. Hingegen wies eine substanzielle Minderheit in beiden Stichproben Zeichen einer indiskriminierenden enthemmten reaktiven Bindungsstörung auf. Diese Symptome gehören zu den häufigsten Auffälligkeiten bei Kindern mit einer Vergangenheit in institutionellen Pflegeeinrichtungen (Zeanah u. Boris 2000), so dass man davon ausgehen kann, dass die Symptome dieses Typs der reaktiven Bindungsstörung auch dann fortbestehen, wenn sich die Umweltbedingungen und die Fürsorgemerkmale verbessert haben. Beide Studien zeigen auch auf, dass das Risiko für indiskriminierendes enthemmtes Beziehungsverhalten umso höher ist, je länger ein Kind in einer Institution unter ungünstigen Rahmenbedingungen gelebt hat.

Auch die Ergebnisse der bereits erwähnten **Bukarester Frühinterventionsstudie** (Zeanah et al. 2005), einer randomisierten Kontrollstudie über Kinder in Pflegefamilien als Alternative zum Aufwachsen in Waisenhäusern mit 136 Kindern zwischen einem Alter von 6 und 31 Monaten, deuteten darauf hin, dass Zeichen von emotionalem Rückzug und sozialer Hemmung bei Bindungsstörungen durch die Platzierung in Pflegefamilien erheblich vermindert werden konnte. Diese Effekte der Pflegefamilienplatzierung traten früh ein und hielten lange an. Im Verlauf konnten die Kinder, die vormals eine von Beziehungshemmung und Angst geprägte Bindungsstörung aufgewiesen hatten, nicht mehr von solchen aus Regelfamilien unterschieden werden. Im Gegensatz dazu verbesserte sich das enthemmte indiskriminierende Beziehungsverhalten bei Kindern mit einer reaktiven Bindungsstörung vom enthemmten Typus durch die Platzierung in Pflegefamilien kaum.

Die Limitation dieser Adoptionsstudien besteht aber darin, dass Kinder sehr selten bereits vor der Adoption untersucht worden waren und man auch nichts darüber weiß, welche Qualität die Beziehungen der Kinder zu den verschiedenen Heimpädagogen in der Institution gehabt hatte. Außerdem weiß man nichts darüber, wie repräsentativ die Kinderstichproben waren, da die adoptierten Kinder in den Waisenhäusern nicht völlig zufällig ausgewählt worden waren.

Schwierig ist auch das Ergebnis zu deuten, dass praktisch keine reaktiven Bindungsstörungen vom zurückgezogenen gehemmten Typus gefunden wurden. Eine Erklärung hierfür könnte sein, dass sich eine solche Art von Bindungsstörung unter der verbesserten Beziehungsqualität rasch wieder zurückbildet, so dass sie dann in den Adoptionsstudien nicht mehr beobachtet werden können. Dies würde dafür sprechen, dass die Prognose des zurückgezogenen enthemmten Typus sehr viel besser ist als die des enthemmten Typus und dass sich diese Symptomatik nach einer Verbesserung der Situation – ähnlich wie in dem Fallbeispiel – meist wieder zurückbildet.

> ❗ **Hingegen zeigen Kinder mit Bindungsstörungen des enthemmten Typs, die zu neuen Pflege- oder Adoptiveltern anscheinend (bzw. scheinbar) eine gute Beziehung eingegangen sind und auch sichere Bindungsmuster mit ihnen entwickeln, oftmals trotzdem kontinuierlich weiterhin Zeichen von indiskriminierendem Beziehungsverhalten auf, indem sie wahllos weitere Beziehungen suchen und eingehen.**

Die psychoanalytische Hypothese vom Wiederholungszwang von als traumatisierend erlebten Trennungen und Vernachlässigungen würde zu diesen Ergebnissen passen, da solche oftmals in Therapien zu beobachtende Phänomene von sich wiederholenden pathologischen Beziehungsmustern außerordentlich hartnäckig und wenig beeinflussbar wirken.

Was wir nicht wissen:
Offene Fragen

Wie bisher bereits aufgezeigt, gibt es nur wenig empirische Forschung über das Konzept der reaktiven Bindungsstörung. Aufgrund dieses Mangels sind die im klinischen Alltag angewendeten diagnostischen und therapeutischen Praktiken sehr heterogen. Sie reichen von einer raschen Diagnose einer Bindungsstörung, wenn nur eine »meist aggressive« Verhaltensstörung vorliegt und es in der Vorgeschichte Phasen von Deprivation gegeben hat, bis hin zu einer sehr restriktiven Art der Diagnosestellung, die einen strengen Beleg für eine substanzielle Periode von enthemmten oder gehemmten Verhaltensstörungen in der frühen Kindheit zusätzlich zur gesicherten Deprivationserfahrung fordert.

8.1 Was wird aus den Bindungsstörungen im Schulalter und in der Adoleszenz?

Eine ganz große Schwäche der empirischen Forschungslage ist, dass wir praktisch überhaupt nichts über den weiteren Verlauf früher Bindungsstörungen im Schulalter und der Adoleszenz wissen, d. h. auch keine diagnostischen Kriterien dafür haben, wann beispielsweise im Teenager-Alter eine reaktive Bindungsstörung zu diagnostizieren ist. Die fehlende Datenlage führt auch dazu, dass es bei der Weiterentwicklung der diagnostischen Klassifikationssysteme kaum einen Anlass zur Revision des Konzepts der reaktiven Bindungsstörung geben wird. Die einzige Revision hat in der diagnostischen Klassifikation Zero-to-Three-R stattgefunden, in welcher der Begriff der Bindungsstörung faktisch aufgegeben wurde.

8.2 Handelt es sich bei der Bindungsstörung um eine Diagnose, die sich auf ein Individuum oder auf eine Beziehung bezieht?

Zeanah und Smyke (2008) verweisen auf die Problematik, dass Bindungsstörungen – so wie sie in den diagnostischen Klassifikationen definiert sind – von einer intrapsychischen, d. h. im Kind liegenden Störung ausgehen. Klinisch habe man jedoch – so die Autoren – den Eindruck, dass es sich weniger um individuelle Störungsbilder, sondern um **beziehungsspezifische** Störungen handele. So schlagen die Autoren eine die jetzige Definition der reaktiven Bindungsstörung ergänzende Beschreibung vor, die mehr eine beziehungsspezifische Psychopathologie umfasst. Die Grundlage für eine solche eher interpersonale Diagnosestellung wäre, dass ein Kind zwar eine spezifische Bindungsbeziehung zu einer bestimmten Bezugsperson hat, dass aber diese Beziehung ernsthaft gestört ist. Lieberman und Pawl (1988) schlugen hierfür den Begriff »Verzerrungen der sicheren Bindungsbasis« vor. Als weitere Kategorien wurden »selbstgefährdende«, »vigilant-überfolgsame« und »durch Rollenumkehr geprägte« Beziehungsformen definiert (Zeanah u. Boris 2000). Die diagnostische Klassifikation DC: 0–3 R hat für eine solche Beziehungsdiagnose eine eigene Achse eingerichtet, auf der sie überinvolvierte, unterinvolvierte, ängstlich-angespannte, ärgerlich-feindschaftliche, körperlich-misshandelnde und sexuell-misshandelnde Beziehungsformen voneinander abgegrenzt. Wie solche pathologischen Beziehungsformen mit den klassischen Symptomen bei der reaktiven Bindungsstörung zusammenhängen, ist nicht erforscht.

8.3 Wie lange bleibt das »Fenster der Möglichkeit positiver Beziehungserfahrungen« offen?

Klinisch relevanter als die rein deskriptive Diagnosestellung ist die Frage nach der Entstehungsbedingung von reaktiven Bindungsstörungen. So ist z. B. nicht klar, bis zu welchem Alter Kinder, die unter schwerwiegenden Vernachlässigungsbedingungen aufgewachsen sind, noch neue verlässliche Beziehungsfiguren finden und positiv besetzen können. Die Frage lautet also, wie lange für solche Kinder das »Fenster der Möglichkeit positiver Beziehungserfahrungen« offen bleibt. Kann es für ein Kind jemals zu spät sein, sich auf spezifische Beziehungspersonen einzulassen und eine Bindungsbeziehung zu formen? Welchen Einfluss haben schwere Beeinträchtigungen in den früh erlebten Beziehungen auf die Bildung von neuen Beziehungen in der weiteren Zukunft des Kindes? Wir wissen zwar schon, dass Kinder nach ungünstigen Beziehungserfahrungen Risiken für eine ungesunde und atypische Beziehungsentwicklung für die Zukunft haben, selbst wenn sie in bessere Beziehungskontexte gekommen sind. Aber wie groß umgekehrt die Möglichkeit für solche heilenden Beziehungen ist, ist unklar. Wir wissen, dass im Verlauf einer Entwicklung andere als elterliche Personen wie Erzieherinnen, Heimpädagogen, Lehrer oder auch gleichaltrige Freunde eine sehr positive Wirkung auf eine gesunde Entwicklung haben können (Hauser et al. 2006).

8.4 Sind Bindungsstörungen primär Folge negativer Bindungserfahrungen oder eines Mangels an Intersubjektivität?

Ein weiteres ungelöstes Problem besteht darin, dass sozial indiskriminierendes enthemmtes Verhalten sich zwar klar definieren lässt, dass aber der Bezug zwischen dieser Verhaltensstörung und dem Konzept der Bindung und seiner Störung nicht so eindeutig ist, wie es in den diagnostischen Klassifikationen suggeriert wird. Indiskriminierendes Verhalten konnte bei Kindern mit und ohne feste Bindungsbeziehungen und -personen gefunden werden (Zeanah et al. 2005). Außerdem reagieren Kinder mit diesen Verhaltensweisen nur wenig auf eine Verbesserung der Beziehungsbedingungen und eine Bildung von Bindungsbeziehungen. Kinder mit ausgesprochen guten Bindungen (beispielsweise zu Pflegeeltern) können trotzdem ein bedeutsames Ausmaß von indiskriminierenden Verhaltensweisen aufzeigen. Diese Tatsachen legen die Vermutung nahe, dass indiskriminierendes Verhalten vielleicht etwas anderes als einfach eine Bindungsstörung darstellt.

Umgekehrt ist es offen, warum ähnlich ungünstige Beziehungsbedingungen und Risikoverhältnisse in der frühen Kindheit bei verschiedenen Kindern zu ganz unterschiedlichen klinischen Bildern führen. Außerdem wissen wir wenig darüber, welche Aspekte der Fürsorge für die Bildung einer gesunden Entwicklung oder umgekehrt für die Entstehung von reaktiven Bindungsstörungen entscheidend sind. Auch ist noch wenig über die hirnorganischen Substrate der Bindungsprozesse bekannt. Es ist letztlich unklar, ob es klinisch sinnvoll wäre, Bindungsstörungen breiter zu konzeptualisieren, als dies in der momentan gültigen Definition der Fall ist. Die Validität verschiedener theoretischer Vorgaben ist dabei noch völlig offen.

Die Arbeitsgruppe von Helen Minnis von der Universität von Glasgow leitete aus ihren umfangreichen Studien ab, dass die als reaktive Bindungsstörung bezeichneten Symptomgruppen wahrscheinlich besser vor dem Hintergrund der Theorie der **Intersubjektivität** verstanden werden können als vor dem Hintergrund des Bindungssystems (Minnis et al. 2006). Die Autoren gehen davon aus, dass das Erleben von Intersubjektivität in Beziehungen für die Entwicklung zentraler hirnorganischer und sozialer Funktionen eine essenzielle Rolle spielt und somit auch wichtig für die Evolution von zentralen menschlichen Existenzbedingungen ist (Tomasello u. Warneken 2008). Wenn nun eine konkordante Intersubjektivität für das sich entwickelnde Gehirn zentral ist, ist es evolutionär gesehen sinnvoll, dass ein Kleinkind, das beispielsweise in einem Waisenhaus solche Erfahrungen eben nicht macht, diese um jeden Preis sucht, was wiederum auf Kosten differenziell gerichteter Bindungsverhaltensmuster geht und letztlich in enthemmtes Verhalten mündet. Nach dieser Auffassung sind Eltern-Kleinkind-Bindungsmuster klar beeinträchtigt, wenn frühe Beziehungen durch Misshandlungen oder Vernachlässigungen geprägt sind. Die Hypothese von Minnis et al. (2006) geht aber dahin, dass Bindung in einem solchen Fall eher einen untergeordneten Faktor darstellt gegenüber den Entwicklungsverläufen, die aus der Störung primärer konkordanter Intersubjektivität stammen.

8.5 Wie hängen reaktive Bindungsstörungen und unsteuerbares aggressives Verhalten zusammen?

Ein zwar oft beobachtetes, aber empirisch noch nicht gelöstes Problem ist die häufige Verbindung zwischen den Symptomen reaktiver Bindungsstörung und aggressiven Verhaltensweisen im Rahmen von Externalisierungsstörungen (Störung des Sozialverhaltens mit und ohne Hyperaktivität etc.). Es gibt ernst zu nehmende empirische Hinweise darauf, dass Kinder, die in ihrer frühen Kindheit unsichere Bindungen erlebt haben, ein höheres Risiko für die Entwicklung solcher externalisierenden Verhaltensweisen haben (Guttmann-Steinmetz u. Crowell 2006). Weniger klar ist jedoch die Art der Verbindung zwischen aggressiven Verhaltensstörungen und

reaktiven Bindungsstörungen. Handelt es sich hierbei um eine Komorbidität im eigentlichen Sinne? Kommen beide Störungen also gleichzeitig vor? Oder ist nicht das Auftreten starker Aggressionen und häufiger Impulsdurchbrüche ein essenzieller Ausdruck der reaktiven Bindungsstörung im Sinne einer narzisstischen Wut nach Deprivationserfahrungen? Diese Symptomatik wäre dann in den Klassifikationssystemen unerwähnt geblieben.

8.6 Welches ist der neurobiologische Hintergrund der pathogenen elterlichen Fürsorge bei Eltern und Kind?

Ein weiteres Forschungsfeld, das wesentlich zur Prävention und Behandlung reaktiver Bindungsstörungen beitragen kann, besteht in der Erforschung sozialer, psychologischer und neurobiologischer Aspekte der frühen Eltern-Kind-Interaktionen (Swain et al. 2007). Hierbei sind psychische Komponenten (wie Emotionsregulation, Aufmerksamkeit, Motivation, Empathie etc.) ebenso zu erfassen wie neurohormonelle Gegebenheiten, mittels bildgebender Verfahren zu erfassende strukturell funktionale Bedingungen sowie Aspekte der HPA-Achsenregulation. Die umfänglichen und teilweise sehr ausgearbeiteten Konzepte zur psychologischen Elternschaft sollten mittels neurobiologischer Befunde fundiert und in ihrer Interaktion überprüft werden.

Darüber hinaus gibt es bereits einige wegweisende Befunde über neurobiologische Folgen eines frühen Aufwachsens unter pathologischen Fürsorgebedingungen. Es fanden sich hirnstrukturell messbare Defizite bei Kindern, die in ihrer frühen Kindheit Misshandlungen und den damit verbundenen posttraumatischen Stresserlebnissen ausgesetzt waren (Woon u. Hedges 2008). In dieser Forschung ist noch unklar, was nun genau zu den strukturellen Hirnveränderungen geführt hat, beispielsweise zu den mehrfach beobachte-

8.6 · Welches ist der neurobiologische Hintergrund der pathogenen elterlichen Fürsorge?

125   8

ten bilateral reduzierten Hippocampus-Volumina – ob es wirklich die einzelne Misshandlung und der damit verbundene Stress war oder die meist in solchen Misshandlungssituationen ebenfalls vorhandene langfristige Deprivation und Vernachlässigung des Kindes.

Zusammenfassend kann also gesagt werden, dass es sich beim diagnostischen Konstrukt der reaktiven Bindungsstörung um ein sehr heterogenes Feld handelt, das vorläufig noch einen Mangel an empirischer Validität aufweist. Trotzdem ist die Anerkennung dieser Art von Störungen durch die diagnostischen Klassifikationssysteme entscheidend dafür, dass wir überhaupt auf die Bedeutung der frühen Beziehungen aufmerksamer werden, ob sie nun unter dem Aspekt der Intersubjektivität oder der Bindung konzeptualisiert werden.

❶ Die Definition der reaktiven Bindungsstörung hat zu der Anerkennung der Tatsache beigetragen, dass frühe emotionale Mangelerfahrungen ein erhebliches Risiko für spätere pathologische Entwicklungen in sich bergen.

Zu fordern sind aber **vermehrte Forschungsanstrengungen**, die sich sowohl auf die psychosozialen Entstehungsbedingungen dieser Störungsbilder als auch auf die biologischen und genetischen Komponenten ausrichten und diese miteinander in Verbindung bringen. Die Zwillingsstudien von Minnis et al. (2007) haben gezeigt, dass das Auftreten von reaktiven Bindungsstörungen auch genetischen Einflüssen unterliegt, obwohl sie per Definition Folge psychosozialer Mangelerscheinungen sind. Auch wenn unbestritten ist, dass die beschriebenen Symptome auf dem Boden von emotionalen Mangelversorgungen in der frühen Kindheit entstanden sind und sich entwickelt haben, ist innerhalb der Gruppe der von Vernachlässigung betroffenen Kinder noch nicht klar, warum das eine Kind schwer auffällig wird und das andere sich gut entwickelt. Nicht die Folge an sich, die wir als Bindungsstörung be-

schreiben, ist also genetisch bedingt, sondern die individuell unterschiedliche Reaktion auf soziale Mangelbedingungen. Hier ist klar die Frage nach der Bedeutung von **Resilienzfaktoren** zu stellen, also die Frage danach, welche Bedingungen eine gute Entwicklung auch unter sehr negativen Umwelteinflüssen ermöglicht. Wahrscheinlich werden genetische Einflüsse insbesondere für solche Faktoren entscheidend sein. Die Identifikation von protektiven Faktoren, die angesichts eines hohen Störungsrisikos doch eine positive psychoemotionale Entwicklung ermöglichen, wäre für die Behandlung der Bindungsstörung von allergrößter Bedeutung, weil unsere therapeutischen Maßnahmen ja gerade auf die schützende Funktion individueller und beziehungsmäßiger Stärken aufbauen sollten.

Literatur

Ainsworth M, Blehard M, Waters E, Wall S (1978) Patterns of Attachment: A Psychological Study of the Strange Situation. Erlbaum, Hillsdale

American Academy of Child and Adolescent Psychiatry (2005) Practice parameter for the assessment and treatment of children and adolescents with reactive attachment disorder of infancy and early childhood. J Am Acad Child Adolesc Psychiatry 44(11): 1206–1219

Arbeitskreis OPD-KJ (2007) Operationalisierte Psychodynamische Diagnostik im Kindes- und Jugendalter, 2. Aufl. Huber, Bern

Bakermans-Kranenburg MJ, van IJzendoorn MH, Juffer F (2003) Less is more: meta-analyses of sensitivity and attachment interventions in early childhood. Psychol Bull 129(2): 195–215

Bakermans-Kranenburg MJ, van IJzendoorn MH, Juffer F (2008a) Earlier is better: a meta-analysis of 70 years of intervention improving cognitive development in institutionalized children. Monogr Soc Res Child Dev 73(3): 279–293

Bakermans-Kranenburg MJ, Van IJzendoorn MH, Mesman J, Alink LR, Juffer F (2008b) Effects of an attachment-based intervention on daily cortisol moderated by dopamine receptor D4: a randomized control trial on 1- to 3-year-olds screened for externalizing behavior. Dev Psychopathol 20(3): 805–820

Bion WR (1962) A theory of thinking. Int J Psycho-Anal 43: 306–310

Boccia ML, Panicker AK, Pedersen C, Petrusz P (2001) Oxytocin receptors in non-human primate brain visualized with monoclonal antibody. Neuroreport 12(8): 1723–1726

Boris NW, Hinshaw-Fuselier SS, Smyke AT, Scheeringa MS, Heller SS, Zeanah CH (2004) Comparing criteria for attachment disorders: Establishing reliability and validity in high-risk samples. J Am Acad Child Adolesc Psychiatry 43(5): 568–577

Bowlby J (1958) The nature of the child's tie to his mother. Int J Psychoanal 39: 1–23

Bowlby J (1959) Über das Wesen der Mutter-Kind-Bindung. Psyche 13: 415–456

Bowlby J (1969) Attachment and Loss. I.: Attachment. Basic Books, New York

Bowlby J (1975) Bindung. Kindler, München

Bremner JD, Randall P, Vermetten E, Staib L, Bronen RA, Mazure C et al. (1997) Magnetic resonance imaging-based measurement of hippocampal volume in posttraumatic stress disorder related to childhood physical and sexual abuse – a preliminary report. Biol Psychiatry 41(1): 23–32

Bretherton I (1985) Attachment Theory: Retrospect and Prospect. University of Chicago Press, Chicago

Brisch KH (1999) Bindungsstörungen – Von der Bindungstheorie zur Therapie. Klett-Cotta, Stuttgart

Brisch KH (2007) Prävention durch prä- und postnatale Psychotherapie. In: Brisch KH, Hellbrügge T (Hrsg) Die Anfänge der Eltern-Kind-Bindung. Schwangerschaft, Geburt und Psychotherapie. Klett-Cotta, Stuttgart, S 271–303

Buckner JD, Lopez C, Dunkel S, Joiner TE (2008) Behavior management training for the treatment of reactive attachment disorder. Child Maltreatment 13(3): 289–297

Bürgin D (2007) Wenn Macht keine Grenzen kennt – Allmacht, Wahn und Terror am Beispiel des jungen Caligula (Albert Camus). Kinderanalyse 15(3): 206–227

Chisholm K (1998) A three year follow-up of attachment and indiscriminate friendliness in children adopted from Romanian orphanages. Child Development 69(4): 1092–1106

Cohen NJ, Muir E, Parker CJ, Brown M, Lojkasek M, Muir R et al. (1999) Watch, wait, and wonder: Testing the effectiveness of a new approach to mother-infant psychotherapy. Inf Ment Health J 20: 429–451

Corboz Warnery A, Fivaz Depeursinge E, Bettens CG, Favez N (1993) Systemic analysis of father-mother-baby interactions: The Lausanne triadic play. Inf Ment Health J 14(4): 298–316

Cramer B (1988) Psychiatrie de bébé. Nouvelles frontières. Eshel, Paris

Deutsche Gesellschaft für Kinder- und Jugendpsychiatrie und Psychotherapie (2007) Leitlinien der Deutschen Gesellschaft für Kinder- und Jugendpsychiatrie und -psychotherapie, 3. überarb. Aufl. Deutscher Ärzte-Verlag, Köln

Dozier M, Peloso E, Lewis E, Laurenceau JP, Levine S (2008) Effects of an attachment-based intervention on the cortisol production of infants and toddlers in foster care. Development and Psychopathology 20(3): 845–859

Dunitz M, Scheer P (1999) Diagnostische Klassifikation: 0–3. Seelische Gesundheit und entwicklungsbedingte Störungen bei Säuglingen und Kleinkindern. Springer, Heidelberg

Emde RN (2003) Early narratives: A window to the child's inner world. In: Emde RN, Wolf ND, Oppenheim D (eds) Revealing the Inner Worlds of Young Children: The Macarthur Story Stem Battery and parent-child narratives. Oxford University Press, Oxford, pp 3–26

Fairbairn WRD (1944) Endopsychic structure considered in terms of object-relationships. Int J Psycho-Anal 25: 70–93

Farrell Erickson M, Egeland B (2006) Die Stärkung der Eltern-Kind-Bindung. Klett-Cotta, Stuttgart

Fisher PA, Stoolmiller M (2008) Intervention effects on foster parent stress: associations with child cortisol levels. Dev Psychopathol 20(3): 1003–1021

Fivaz-Depeursinge E, Corboz-Warnery A (1999) The Primary Triangle. Basic Books, Boulder

Fonagy P, Target M (2000) Mentalisation and the changing aims of child psychoanalysis. In: v Klitzing K, Tyson P, Bürgin D (eds) Psychoanalysis in Childhood and Adolescence. Karger, Basel, pp 129–139

Fonagy P, Steele M, Steele H, Moran G, Higitt A (1991) The capacity for understanding mental states: The reflective self in parent and child and its significance for security of attachment. Inf Ment Health J 12: 201–217

Fonagy P, Target M, Gergely G (2000) Attachment and borderline personality disorder – a theory and some evidence. Psychiatr Clin North Am 23(1): 103–122

Fonagy P, Gergely G, Jurist EL, Target M (2002) Affect Regulation, Mentalization, and the Development of the Self. Other Press, New York

Freud S (1905) Drei Abhandlungen zur Sexualtheorie. GW 5, 29–145

Freud S (1917) Trauer und Melancholie. GW 10, 428–446

Freud S (1920) Jenseits des Lustprinzips. GW 13, 12–15

George C, Kaplan N, Main M (1985–1996) The Adult Attachment Interview. Unpubl. manuscript. University of California, Berkeley

Glaser D (2000) Child abuse and neglect and the brain – a review. J Child Psychol Psychiatry 41(1): 97–116

Goldfarb W (1943) Psychological privation in infancy and subsequent adjustment. Am J Orthopsychiatry 15: 247–255

Goldfarb W (1945) Effects of psychological deprivation in infancy and subsequent stimulation. Am J Psychiatry 102: 18–33

Goldfarb W (1954) Emotional and intellectual consequences of psychologic deprivation in infancy: a revaluation. Proc Ann Meet Am Psychopathol Assoc 105–119, discussion: 140–105

Greenhill LL, Jensen PS, Abikoff H, Blumer JL, Deveaugh-Geiss J, Fisher C et al. (2003) Developing strategies for psychopharmacological studies in preschool children. J Am Acad Child Adolesc Psychiatry 42(4): 406–414

Gunderson JG, Lyons-Ruth K (2008) BPD's interpersonal hypersensitivity phenotype: A gene-environment-developmental model. J Personal Disord 22(1): 22–41

Gunnar MR (1998) Quality of early care and buffering of neuroendocrine stress reactions: potential effects on the developing human brain. Prev Med 27(2): 208–211

Guttmann-Steinmetz S, Crowell JA (2006) Attachment and externalizing disorders: a developmental psychopathology perspective. J Am Acad Child Adolesc Psychiatry 45(4): 440–451

Hart A, Thomas H (2000) Controversial attachments: the indirect treatment of fostered and adopted children via parent co-therapy. Attach Hum Dev 2(3): 306–327

Hauser ST, Allen JG, Golden E (2006) Out of the Woods: Tales of resilient teens. Harvard University Press, Cambridge

Hedenbro M, Liden A (2002) CPICS: child and parents' interaction coding system in dyads and triads. Acta Paediatr, Suppl 91(440): 1–19

Heinicke CM, Fineman NR, Ruth G, Recchia SL, Guthrie D, Rodning C (1999) Relationship-based intervention with at-risk mothers: Outcome in the first year of life. Inf Ment Health J 20(4): 349–374

Heinicke CM, Fineman NR, Ponce VA, Guthrie D (2001) Relation-based intervention with at-risk mothers: Outcome in the second year of life. Inf Ment Health J 22(4): 431–462

Heinicke CM, Goorsky M, Levine M, Ponce V, Ruth G, Silverman M et al. (2006) Pre- and postnatal antecedents of a home-visiting intervention and family developmental outcome. Inf Ment Health J 27(1): 91–119

Hinde RA (1974) Biological Basis of Human Social Behavior. McGraw-Hill, New York

Hobson P (2003) Wie wir denken lernen: Gehirnentwicklung und die Rolle der Gefühle. Walter, Düsseldorf

Holtmann M (2008) Psychiatrische Symptome nach Hirnfunktionsstörungen. Springer, Heidelberg

Jensen PS, Bhatara VS, Vitiello B, Hoagwood K, Feil M, Burke LB (1999) Psychoactive medication prescribing practices for U.S. children: gaps between research and clinical practice. J Am Acad Child Adolesc Psychiatry 38(5): 557–565

Jones W, Bellugi U, Lai Z, Chiles M, Reilly J, Lincoln A et al. (2000) Hypersociability in Williams syndrome. J Cogn Neurosc 12: 30–46

Kaffman A, Meaney MJ (2007) Neurodevelopmental sequelae of postnatal maternal care in rodents: clinical and research implications of molecular insights. J Child Psychol Psychiatry 48(3–4): 224–244

Kagan J, Reznick JS, Snidman N (1987) The physiology and psychology of behavioral inhibition in children. Child Dev 58(6): 1459–1473

Kernberg O (1967) Borderline personality organisation. J Am Psychoanal Assoc 15: 641–685

Kernberg O (1976) Object Relations Theory and Clinical Psychoanalysis. Jason Aronson, New York

Kernberg P (2000) The forms of play. In: von Klitzing K, Tyson P, Bürgin D (eds) Psychoanalysis in Childhood and Adolescence. Karger, Basel, pp 25–41

Klein M (1926) Die psychologischen Grundlagen der Kinderanalyse. In: Gesammelte Schriften, Bd. II. frommann-holzboog, Stuttgart 1997, S 17–31

Klein M (1940) Mourning and its relation to manic-depressive states. Int J Psycho-Anal 21: 125–153

Korfmacher J (1999) Home visiting: promise and peril. The Signal 7(3): 1–8

Lebovici S (1983) Le nourrison, la mère et le psychanalyste. Édition du Centurion, Paris

Lebovici S (1988) Interaction fantasmatique et transmission intergénerationnelle. In: Cramer B (ed) Psychiatrie du bébé. Eshel, Paris, pages 321–335

Lieberman A, Pawl J (1988) Clinical applications of attachment theory. In: Belsky J, Nezworski T (eds) Clinical Implications of Attachment. Erlbaum, Hillsdale, pp 375–398

Lyons-Ruth K, Spielman E (2004) Disorganized infant attachment strategies and helpless-fearful profiles of parenting: Integrating attachment research with clinical intervention. Inf Ment Health J 25(4): 318–335

Mahler M (1975) The Psychological Birth of the Human Infant. Basic Books, New York

Marvin R, Cooper G, Hoffman K, Powell B (2002) The Circle of Security project: attachment-based intervention with caregiver-pre-school child dyads. Attach Hum Dev 4(1): 107–124

McDonough SC (1993) Interaction Guidance: Understanding and treating early infant-caregiver relationship disorders. In: Zeanah CH (ed) Handbook of Infant Mental Health. Guilford, New York, pp 414–426

McHale JP, Crouter A, McGuire S, Updegraff K (1995) Congruence between mothers' and fathers' differential treatment of siblings: Links with family relations and children's well-being. Child Dev 66: 116–128

Meltzoff A, Moore K (1989) Imitation in newborn infants: exploring the range of gestures imitated and the underlying mechanisms. Dev Psychol 25: 954–962

Meltzoff A, Moore K (1994) Imitation, memory, and the representation of persons. Inf Behav Dev 17: 83–99

Minnis H, Marwick H, Arthur J, McLaughlin A (2006) Reactive attachment disorder – a theoretical model beyond attachment. Eur Child Adolesc Psychiatry 15(6): 336–342

Minnis H, Reekie J, Young D, O'Connor T, Ronald A, Gray A et al. (2007) Genetic, environmental and gender influences on attachment disorder behaviours. Br J Psychiatry 190: 490–495

Novick J, Novick KK (2001) Parent work in analysis: Children, adolescents, and adults. Part I: The evaluation phase. J Inf Child Adolesc Psychother 1: 55–77

Novick KK, Novick J (2005) Working with Parents Makes Therapy Work. Jason Aronson, Lanham

O'Connor TG, Deater-Deckard K, Fulker D, Rutter M, Plomin R (1998) Genotype-environment correlations in late childhood and early adolescence: Antisocial behavioral problems and coercive parenting. Dev Psychol 34(5): 970–981

O'Connor TG, Bredenkamp D, Rutter M (1999) Attachment disturbances and disorders in children exposed to early severe deprivation. Inf Ment Health J 20(1): 10–29

O'Connor TG, Marvin RS, Rutter M, Olrick JT, Britner PA, Study ERA et al. (2003) Child-parent attachment following early institutional deprivation. Development and Psychopathology 15(1): 19–38

O'Connor TG, Rutter M, Te ERAS (2000a) Attachment disorder behavior following early severe deprivation: Extension and longitudinal follow-up. J Am Acad Child Adolesc Psychiatry 39(6): 703–712

O'Connor TG, Rutter M, Beckett C, Keaveney L, Kreppner JM, Te ERAS et al. (2000b) The effects of global severe privation on cognitive competence: Extension and longitudinal follow-up. Child Dev 71(2): 376–390

Olds DL (2006) The nurse-family partnership: An evidence-based preventive intervention. Inf Ment Health J 27(1): 5–25

Papousek H, Papousek M (1983) Biological basis of social interactions: Implications of research for understanding of behavioural deviance. J Child Psychol Psychiatry Allied Discipl 24: 117–129

Papousek M (1989) Frühe Phasen der Eltern-Kind-Beziehungen. Ergebnisse der entwicklungspsychobiologischen Forschung. Prax Psychother Psychosom 34: 109–122

Papousek M (2007) Communication in early infancy: an arena of intersubjective learning. Inf Behav Dev 30(2): 258–266

Perren S, von Wyl A, Stadelmann S, Bürgin D, von Klitzing K (2006) Associations between behavioral/emotional difficulties in kindergarten children and the quality of their peer relationships. J Am Acad Child Adolesc Psychiatry 45(7): 867–876

Racker H (1988) Übertragung und Gegenübertragung – Studien zur psychoanalytischen Technik. Reinhardt, München

Remschmidt H, Schmidt MH (1994) Multiaxiales Klassifikationsschema für psychische Störungen des Kindes- und Jugendalters nach ICD-10 der WHO, 3., rev. Aufl. Huber, Bern

Remschmidt H, Schmidt MH, Poustka F (2006) Multiaxiales Klassifikationsschema für psychische Störungen des Kindes- und Jugendalters nach ICD-10 der WHO, 5. Aufl. Huber, Bern

Sandler J (1990) On the structure of internal objects and internal object relationships. Psychoanal Inq 10(2): 163–181

Sandler J, Rosenblatt B (1987) The representational world. In: From Safety to Superego. Karnac, London, pp 58–72

Saß H, Wittchen HU, Zaudig M (1996) Diagnostisches und statistisches Manual psychischer Störungen. DSM-IV. Dt. Bearb. Hogrefe, Göttingen

Scheeringa M, Zeanah C, Drell M, Larrieu J (1995) Two approaches to the diagnosis of posttraumatic stress disorder in infancy and early childhood. J Am Acad Child Adolesc Psychiatry 34: 191–200

Spitz R (1945) Hospitalisme. An inquiry in the genesis of psychiatric conditions in early childhood. Psychoanal Study Child 1: 53–74

Spitz R (1963) Life and the dialogue. In: Emde R (ed) Dialogues from Infancy. International Universities Press, New York, pp 147–160

Spitz R (1967) Vom Säugling zum Kleinkind. Klett, Stuttgart

Steele H, Steele M, Fonagy P (1996) Associations among attachment classifications of mothers, fathers, and their infants. Child Dev 67(2): 541–555

Stern D (1984) Affect attunement. In: Call JD, Galenson E, Tyson R (eds) Frontiers in Infant Psychiatry. Basic Books, New York, pp 3–14

Stern D (1985) The Interpersonal World of the Infant. Basic Books, New York

Swain JE, Lorberbaum JP, Kose S, Strathearn L (2007) Brain basis of early parent-infant interactions: psychology, physiology, and in vivo functional neuroimaging studies. J Child Psychol Psychiatry 48(3–4): 262–287

Talge NM, Neal C, Glover V (2007) Antenatal maternal stress and long-term effects on child neurodevelopment: how and why? J Child Psychol Psychiatry 48(3–4): 245–261

The St. Petersburg-USA Orphanage Research Team (2008) The effects of early social-emotional and relationship experience on the development of young orphanage children. Vol. 73. Wiley-Blackwell, Boston

Tizard B, Rees J (1974) Comparison of effects of adoption, restoration to natural mother, and continued institutionalization on cognitive-development of 4-year-old children. Child Dev 45(1): 92–99

Tizard B, Rees J (1975) Effect of early institutional rearing on behavior problems and affectional relationships of 4-year-old children. J Child Psychol Psychiatry Allied Discipl 16(1), 61–73

Tomasello M, Haberl K (2003) Understanding attention: 12- and 18-month-olds know what is new for other persons. Dev Psychol 39(5): 906–912

Tomasello M, Warneken F (2008) Human behaviour: Share and share alike. Nature 454(7208): 1057–1058

Tronick E, Als H, Adamson L, Wise S, Brazelton TB (1978) The infant's response to entrapment between contradictory messages in face-to-face interaction. J Am Acad Child Psychiatry 17(1): 1–13

Tronick E, Cohn J, Shea E (1986) The transfer of affect between mothers and infants. In: Brazelton TB, Yogman M (eds) Affective Development in Infancy. Ablex, Norwood, NY, pp 11–26

van IJzendoorn MH, Schuengel C, Bakermans-Kranenburg MJ (1999) Disorganized attachment in early childhood: Meta-analysis of precursors, concomitants, and sequelae. Development and Psychopathology 11(2): 225–249

von Klitzing K (1998) Psychotherapie in der frühen Kindheit. Vandenhoeck & Ruprecht, Göttingen

von Klitzing K (2005) Rivalen oder Bündnispartner? Die Rolle der Eltern bei der analytischen Arbeit mit Kindern. Kinderanalyse 13(2): 113–122

von Klitzing K, Bürgin D (1994) Psychoanalytische Behandlung eines 8-jährigen, in der frühen Kindheit deprivierten Jungen. Z Kinder- und Jugendpsychiatrie 22: 206–213

von Klitzing K, Bürgin D (2005) Parental capacities for triadic relationships during pregnancy: early predictors of children's behavioral and repesentational functioning at preschool age. Inf Ment Health J 26(1): 19–39

von Klitzing K, Simoni H, Bürgin D (1999) Child development and early triadic relationships. Int J Psycho-Anal 80(1): 71–89

von Klitzing K, Kelsay K, Emde RN, Robinson J, Schmitz S (2000) Gender-specific characteristics of 5-year-olds' play narratives and associations with behavior ratings. J Am Acad Child Adolesc Psychiatry 39(8): 1017–1023

Weaver ICG, Cervoni N, Champagne FA, D'Alessio AC, Sharma S, Seckl JR et al. (2004) Epigenetic programming by maternal behavior. Nature Neurosc 7(8): 847–854

Winnicott DW (1947) Hate in the countertransference. In: Through Paediatrics to Psycho-Analysis. Basic Books, New York 1975, pp 194–203 (dt.: Hass in der Gegenübertragung. In: Von der Kinderheilkunde zur Psychoanalyse. Fischer, Frankfurt a. M. 1983, S 77–90)

Winnicott DW (1953) Transitional objects and transitional phenomena. Int J Psychoanal 34: 89–97 (dt.: Übertragungsobjekte und Übergangsphänomene. In: Von der Kinderheilkunde zur Psychoanalyse. Fischer, Frankfurt a. M. 1983, S 300–319)

Winnicott DW (1956) Primary maternal preoccupation. In: Through Paediatrics to Psycho-Analysis. Basic Books, New York 1975, pp 300–305 (dt.: Primäre Mütterlichkeit. In: Von der Kinderheilkunde zur Psychoanalyse. Fischer, Frankfurt a. M. 1983, S 157–164)

Winnicott DW (1960) The theory of the parent-infant relationship. In: The Maturational Processes in the Theory of Emotional Development. International Universities Press, Madison, pp 37–55 (dt.: Die Theorie von der Beziehung zwischen Mutter und Kind. In: Reifungsprozesse und fördernde Umwelt. Fischer, Frankfurt a. M. 1974, S 47–71)

Winnicott DW (1971) Playing and Reality. Tavistock Publications, London

Winnicott DW (1979) Vom Spiel zur Kreativität. Klett, Stuttgart

Winnicott DW (1983) Von der Kinderheilkunde zur Psychoanalyse. Fischer, Frankfurt a. M.

Woon FL, Hedges DW (2008) Hippocampal and amygdala volumes in children and adults with childhood maltreatment-related posttraumatic stress disorder: a meta-analysis. Hippocampus 18(8): 729–736

Zeanah CH, Boris NW (2000) Disturbances and disorders of attachment in early childhood. In: Zeanah CH (ed) Handbook of Infant Mental Health. Guilford, New York, pp 332–349

Zeanah CH, Smyke AT (2008) Attachment disorders in family and social context. Inf Ment Health J 29(3): 219–233

Zeanah CH, Nelson CA, Fox NA, Smyke AT, Marshall P, Parker SW et al. (2003) Designing research to study the effects of institutionalization on brain and behavioral development: The Bucharest Early Intervention Project. Development and Psychopathology 15(4): 885–907

Zeanah CH, Scheeringa M, Boris NW, Heller SS, Smyke AT, Trapani J (2004) Reactive attachment disorder in maltreated toddlers. Child Abuse & Neglect 28(8): 877–888

Zeanah CH, Smyke AT, Koga SF, Carlson E (2005) Attachment in institutionalized and community children in Romania. Child Development 76(5): 1015–1028

Zero to Three (2005) DC: 0–3 R. Diagnostic Classification of Mental Health and Developmental Disorders of Infancy and Early Childhood, rev. ed. Zero to Three Press, Washington, DC

Stichwortverzeichnis

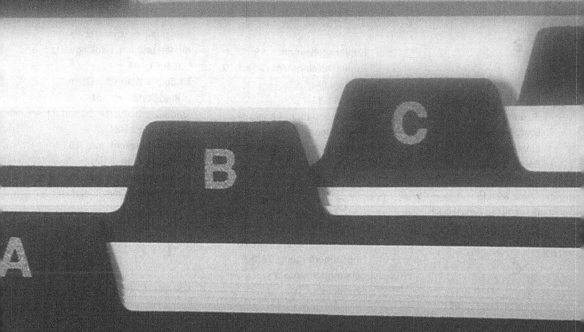